画说急救

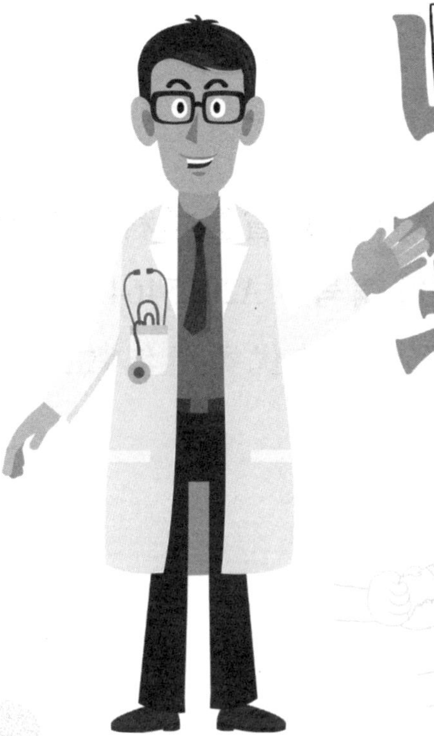

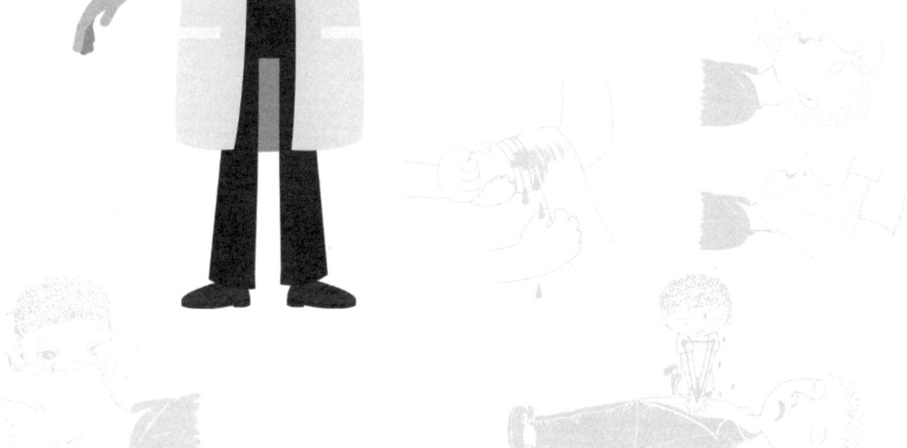

付光蕾◎著
刘迎湖◎插画
富文俊◎审校

暨南大學出版社
JINAN UNIVERSITY PRESS
中国·广州

本书获得“2015年广东省医学科学技术研究基金项目（项目编号：A2015464）”与“2015年度广东省高等学校优秀青年教师培养计划”的资助

序　言

付光蕾是我在暨南大学附属第一医院的同事，研究生毕业后她担任了急诊科护士长一职。她工作认真干练，说话富有条理，给我留下深刻的印象。还记得一年多以前，她对我说，她正在写一本书，想请我为书作个序。当时我想，一个常年在拯救生命第一线的护理工作者，在书中一定会表达她热爱本职工作，以救死扶伤的亲身经历去讴歌白衣天使的情怀、去赞美护理工作的神圣，为此，我欣然答应了为其作序的请求，并一直期待着……

今年 10 月，一沓整齐的书稿被送到了我的眼前，随手翻阅，一种新奇与惊异跃上心头。该书不但从标题到内容颠覆了我对此书的臆想，而且其写作手法和表达方式亦推陈出新、引人入胜。

该书取名“画说急救”，作者用生动的图画、朴素的文字，从临床的症状学入手，将急诊患者对主观感受的诉说（临床学俗称“主诉”），作为解析各种急诊疾病的引子，用极具生活气息的语言和图解阐述了同症异病、异病同症的急诊疾病特征，读时通俗易懂，读后印象深刻，便于记忆，体现了该书作者丰富的临床经验和对临床知识表达的想象力与创造力。

该书不但告诉读者各种常见急诊病症需注意和重视的相关问题，而且明确地提醒广大民众，其对一些常见急症所存在的误区和盲区。与此同时，作者还有针对性地讲述了医院急诊救治过程中的规定流程分类原则、生命体征的监控指标等，这对广大民众准确理解医院急诊工作、消除医患隔阂无疑是有益的。

这是一本集知识与趣味于一体，关于拯救生命的书，对医学专业的入门者，以及对广大非医学专业的社会民众均为适宜。床前灯下，旅途相伴，或许能成为你助人救己、护助生命的好帮手。

这是一本出自工作在急诊第一线护理工作者之手的书，是工作经验与知识智慧的结晶。书中那些富有童趣的插图与拉家常般的文字，虽讲述的是医院急诊科的平常事，却抒发的是爱生活、爱生命的大情怀。

我愿向广大读者推荐这本书，希望大家阅读它，喜欢它，相信这本书一定能成为大家守护健康的好朋友。

黄　力

2017 年 11 月于广州

（黄力，暨南大学附属第一医院主任医师、教授、博士生导师，中国医院协会副会长，广东省医院协会会长。）

目录
CONTENTS

第一章

疾病来临有警示　仔细观察保健康

第一节　胸痛——心梗的警示

一、心梗为什么会胸痛

心肌梗死是指冠状动脉中的一支或几支堵塞所造成的局部心肌坏死。正常情况下，对心脏的机械刺激并不产生疼痛反应。例如，尖刀扎在心脏上，心脏本身不会感到疼痛。然而，心脏缺氧时却会引起疼痛的感觉。当心肌坏死时，心肌处于缺氧所致的无氧代谢状态，心脏组织会产生大量的酸性物质如乳酸、丙酮酸等，正是这些酸性物质对心肌产生的刺激作用，使心脏产生疼痛的感觉，进而让患者感觉胸痛。

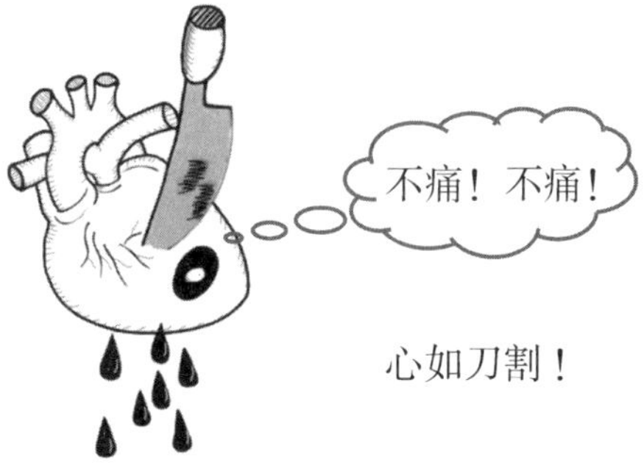

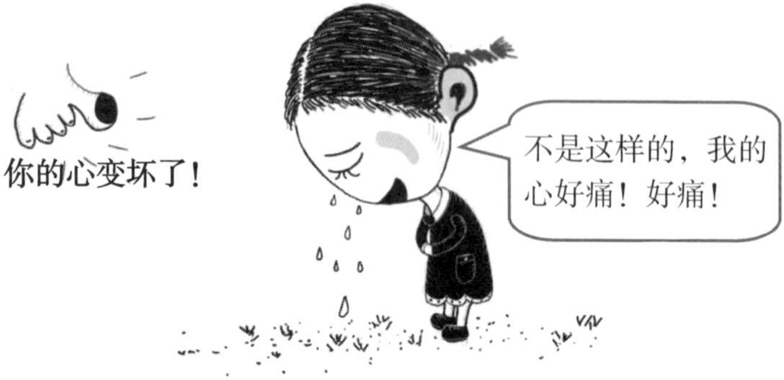

让患者感觉很疼的病主要有以下三种：①结石。例如，患有胆结石与肾结石的人一旦疼起来可能会满床打滚。②急性胰腺炎。这种病发作起来会让患者疼得满身冒冷汗甚至休克。③某些部位的癌症。例如晚期肝癌会让患者感觉非常疼，许多晚期肝癌患者也许吃过各种止痛药及尝试过中西医治疗法，但对疼痛的缓解作用都不大。比肝癌还要疼痛的是号称“癌中之王”的胰腺癌，这种癌引发的剧烈疼痛常常让患者生不如死。

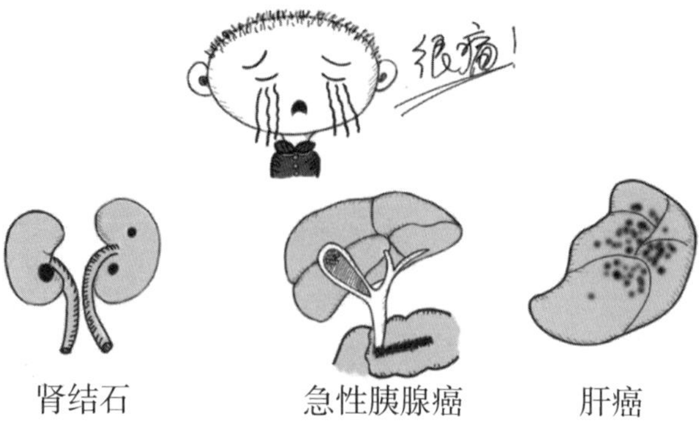

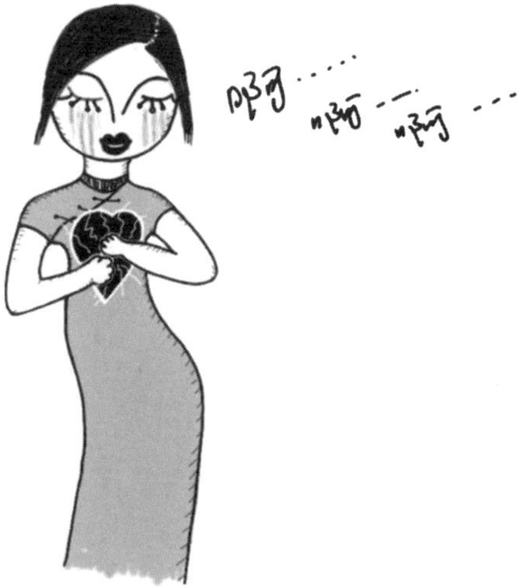

急性心梗也是一种疼痛指数非常高的病，心梗发作时的患者经常疼得大汗淋漓、嘴唇青紫。那么，急性心梗引发的疼痛是一种什么样的感觉呢？这是一种放射性和压榨样的胸痛。患者会突然感觉到心前区或胸骨后的疼痛不时地向肩、臂及背部放射，胸口犹如被大石压着喘不过气，并伴有四肢湿冷、全身大汗淋漓和脸色苍白等症状，在疼痛的过程中患者往往会产生恐惧感和濒死感。

二、警惕！这四种胸痛可能是心梗

1. 无明显诱因的胸痛

既往虽患有心绞痛，但均能找到明显的诱发因素，如劳累、激动等。如今在没有明显诱因的安静状态下，如夜间睡眠或其他休息时间，也出现胸痛症状，同时伴有大汗淋漓、呕吐和恶心等症状，这样的患者需及时就医。

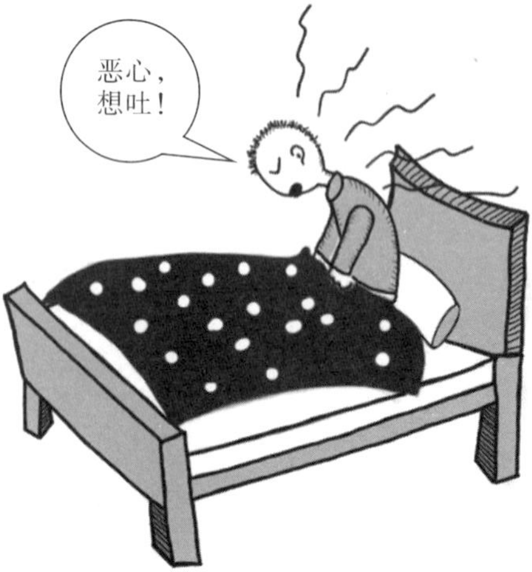

2. 胸痛症状加重

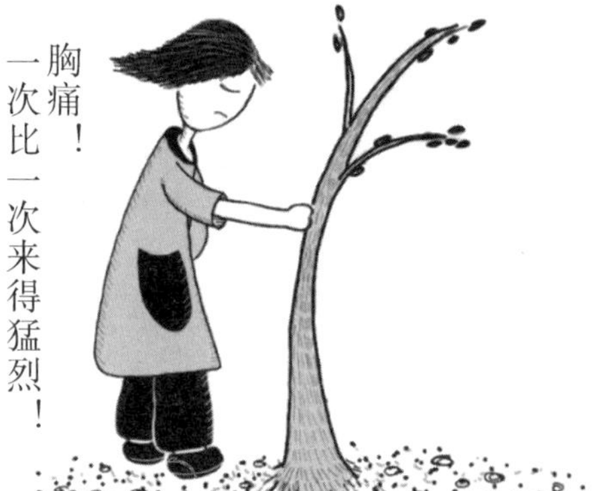

胸痛症状逐渐加重，如有胸痛次数比以前多，或胸痛的程度越来越严重，或胸痛的范围更大和持续时间更长等情况，患者需高度警惕心梗发作的可能。

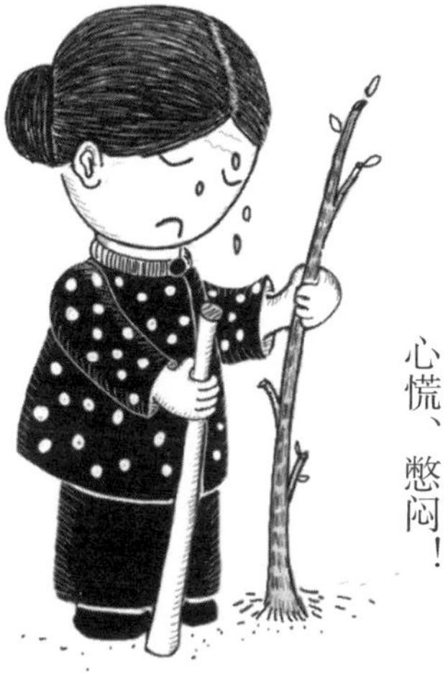

3. 突然心慌、憋闷

出现从未有过的胸闷、乏力和心慌等症状，或在活动时出现心慌、气短等情况，并有逐渐加重的趋势，需即刻就医。

4. 与劳累有关的其他部位疼痛

虽然躯体疼痛可能与劳累和激动等有关联，但如果出现上腹痛、牙痛、下颌痛、左肩膀痛和后背痛等情况，也要加以重视。

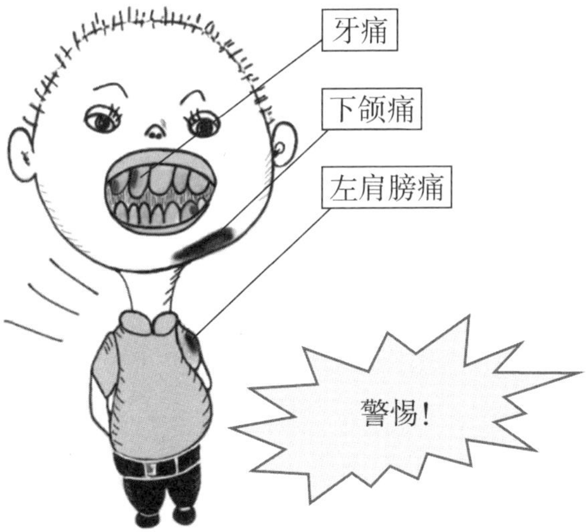

三、莫名的疼痛——非典型性心梗

临床上50%的患者尤其是老年人，其心梗症状并不典型。疼痛的位置最初可能出现在心脏外的其他部位。这些不具典型特征的心梗，常常不能在第一时间被确诊，有时甚至容易被误诊，需要患者和医生留神。

1. 经治疗后无缓解的腹痛

感觉上腹不适、恶心呕吐和反酸烧心等情况，经治疗后仍未缓解，如果这些症状的发生与进食没有关系，而与劳累和情绪变化有关系，且患者没有真正的胃病史，需做心电图排除心梗。

2. 服用止痛药无效的肩痛

这种肩痛和肩周炎不同，没有活动受限，疼痛时间不长，这时应注意是否有心梗先兆的可能。

3. 与劳累有关的头痛

由于脑组织对缺血缺氧极敏感，故当患者发生心梗时，脑组织会严重缺血和缺氧，导致头痛。所以，当患者特别是中老年人感到头痛且与劳累有关时，都应考虑心梗的可能性。

4. 说不出确切部位的牙痛

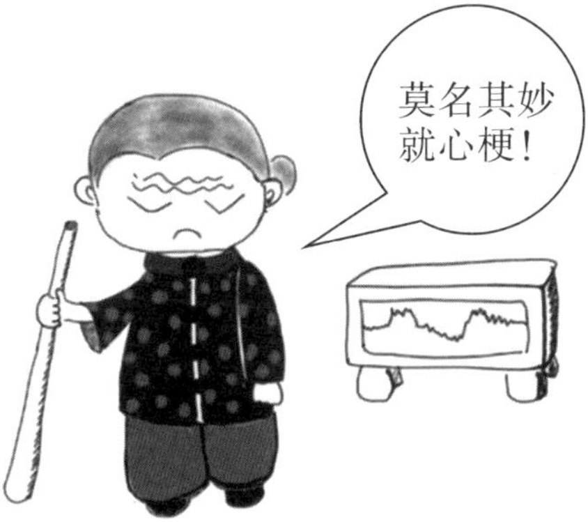

这种牙痛发生时很剧烈，有时伴有大汗淋漓及面色苍白等症状，但检查不出明显的牙病，牙痛部位并不确定，常常多个牙齿都感到疼痛，即便服用常规止痛药，也不能缓解疼痛，此时应注意是否可能是心梗。

患者也可能自诉有咽喉痛、鼻痛、手指痛、脚趾痛和颈痛等症状，但在疼痛部位却找不到病灶时，都应考虑是否与心脏病变有关。

四、炎炎夏日哪些不起眼的症状与心梗相关

1. 最不当一回事的症状——头晕

头晕是大多数人都经历过的普通症状，不管是年轻人、老人还是小孩，无论春夏秋冬，几乎所有人都曾有过头晕的经历，而炎炎夏日尤为常发。引发头晕的原因有多种，例如太阳晒的、空调吹的、长时间对着电脑屏幕、发烧着凉及犯高血压病等，很少有人会把头晕与心梗联系在一起。

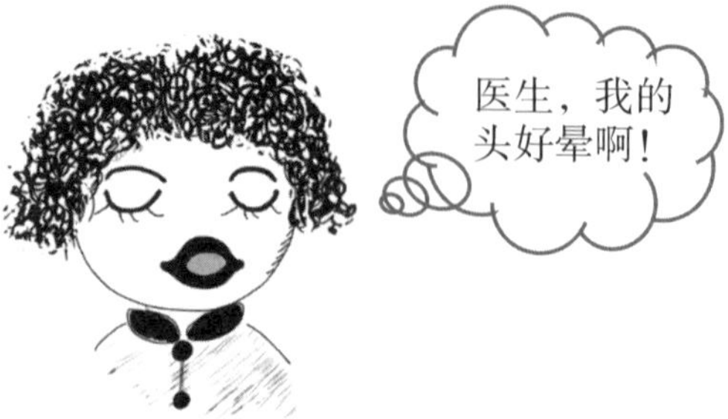
医生，我的
头好晕啊！

引发头晕的原因是多方面的。头晕有多种表现形式，例如，如果头晕伴随眩晕，即眼睛睁开时感觉世界在转，而闭上眼睛后这种感觉消失了，那么此类头晕就跟眼科有关系。

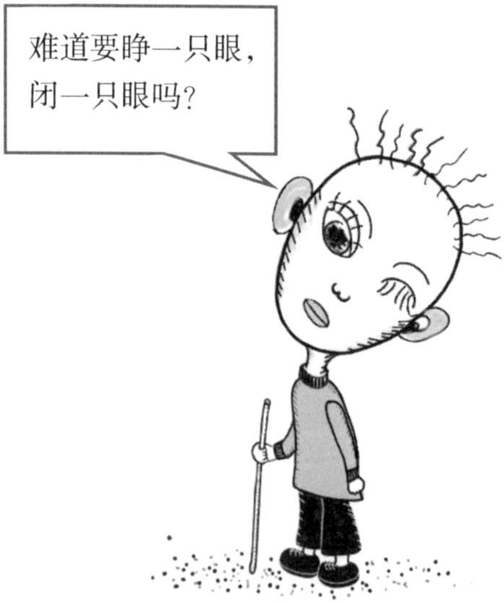
难道要睁一只眼，
闭一只眼吗？

如果睁开眼睛与闭上眼睛时皆昏眩，则这种头晕与耳内平衡系统失调有关系。

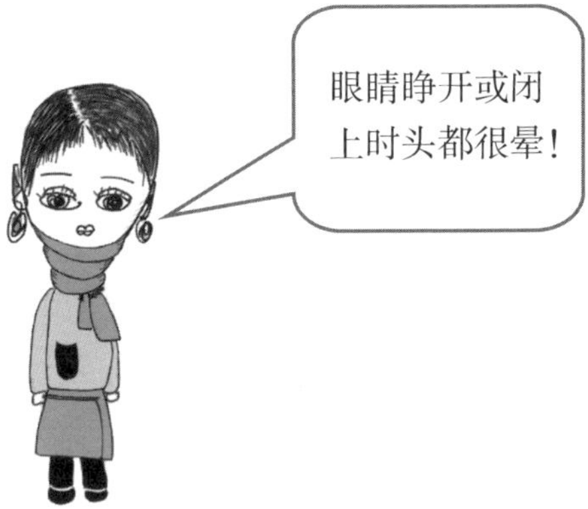
眼睛睁开或闭上时头都很晕！

如果头晕伴随身体虚弱，即有头晕的感觉但看东西不旋转，仅仅只是觉得身体无力，这是一种身体虚弱的头晕，常常可能会关联到心脏问题。

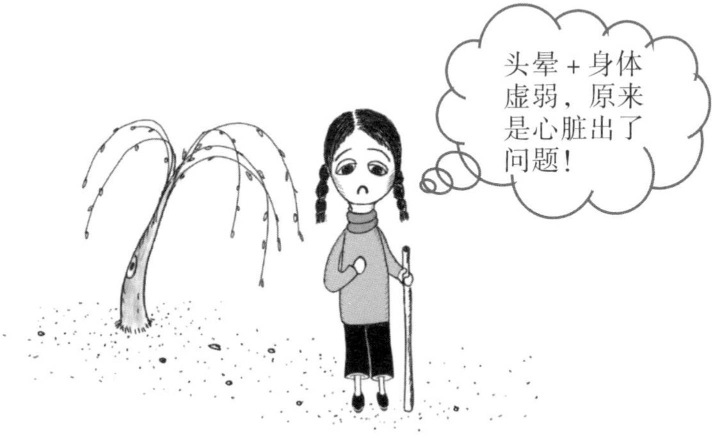
头晕＋身体虚弱，原来是心脏出了问题！

2. 最容易忽视的症状——出汗

夏天出汗再平常不过了。正常情况下，前胸后背、额头、脖子和腋下出现热汗，并且皮肤温度升高。而心梗时，由于心输出量下降，导致血压下降，血管收缩，此时皮肤是湿冷的，脖子、额头、手心、脚心处布满汗珠。这与天热时出的热汗是完全不一样的。心梗患者几乎都有出冷汗的症状。

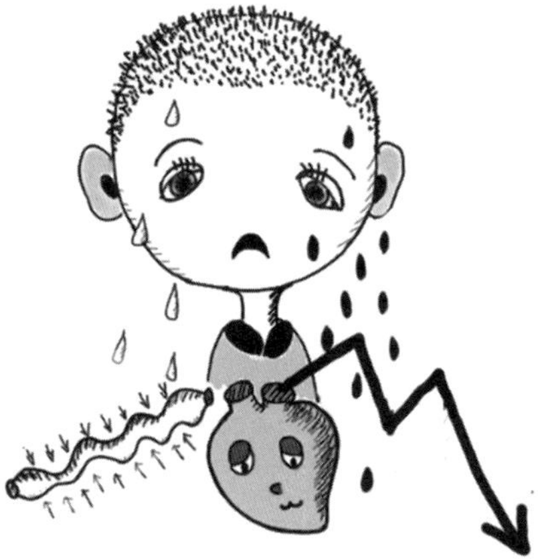

3. 最容易忽略的症状——胸闷气短

夏季“桑拿天”很多人都有胸闷气短的感觉，有些体型肥胖者稍微动一动就气喘吁吁。某些时候室内空气不流通也会让人觉得胸闷透不过气来。出现这种情况的时候许多人常常认为休息一下就好了。

气短则气喘。当每分钟呼吸多于 20 次时，如果吸入的气和呼出的气都比较少，则呼吸过程中吸气时间短且呼气速度快。有些人气短时喜欢长出一口气，觉得这样就舒服了，这种情形的气短跟心脏是否有问题没什么关系。可是如果气短时总觉得身体有被压迫的感觉，像是一块大石头压在胸口上，有时还会伴有胸痛，无论怎样都不舒服，这可能就是心脏出现问题的表现了。

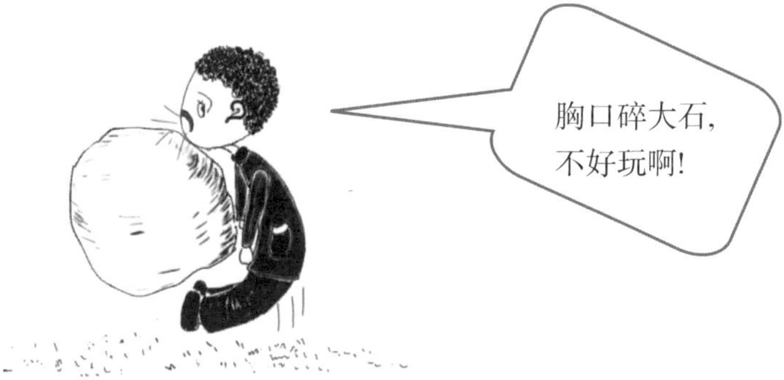

4. 最不易识别的症状——呕吐

当人呕吐时，最容易联想到的疾病肯定是得了急性胃肠炎。在夏天，吃坏肚子是经常发生的事情，很少有人会把呕吐和心脏问题联系在一起。

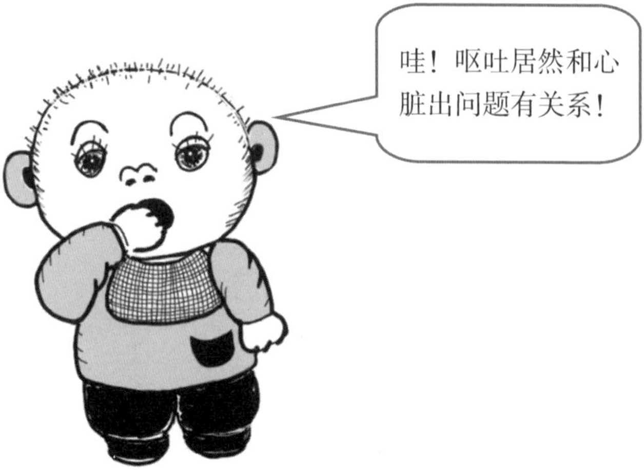
哇！呕吐居然和心脏出问题有关系！

心梗为什么也会有呕吐症状呢？这是因为夏天身体的血压偏低，出汗后机体的血容量相对减少，加上如果胃肠蠕动不好的话，就会引起反射性呕吐。另外，如果下壁心肌梗死，而心肌的下壁正好在膈肌上面，由于膈肌下面紧贴着胃，当下壁心肌梗死时，刺激膈肌抽搐，牵连到胃，就会发生

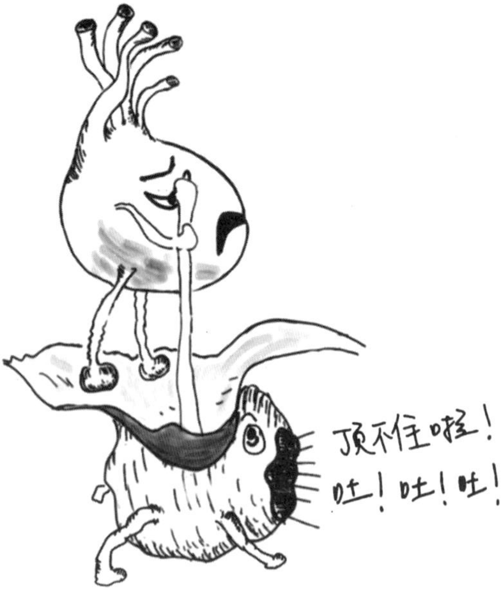
顶不住啦！
吐！吐！吐！

呕吐。再者，血压下降引起的条件反射，也会使胃肠道出现反应。所以，呕吐不一定是消化道感染所致，也有可能是心脏出问题了。

当然，呕吐时伴有拉肚子，则可能是食物不洁引起。但是，如果大伙儿一起在外面吃饭后，只有一个人吐了，而这个人又是中老年人，那么就要警惕是否出现心梗了。

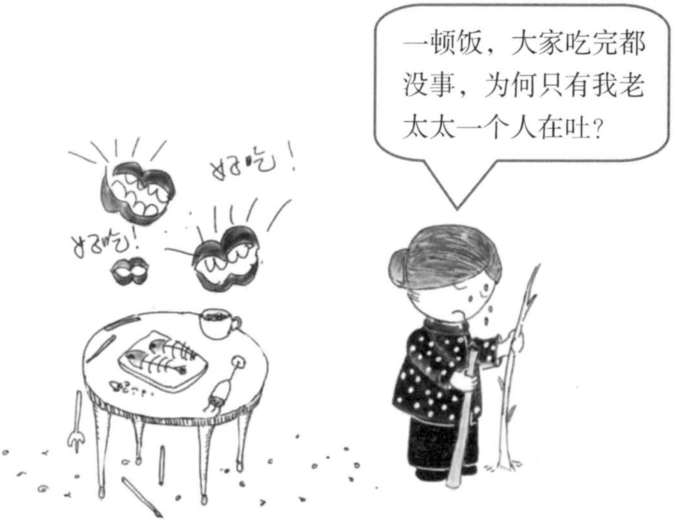
一顿饭，大家吃完都没事，为何只有我老太太一个人在吐？
好吃！
好吃！

第二节 “中风120”，数字变行动

中风，学名为“脑卒中”，通常分为缺血性中风与出血性中风两大类。

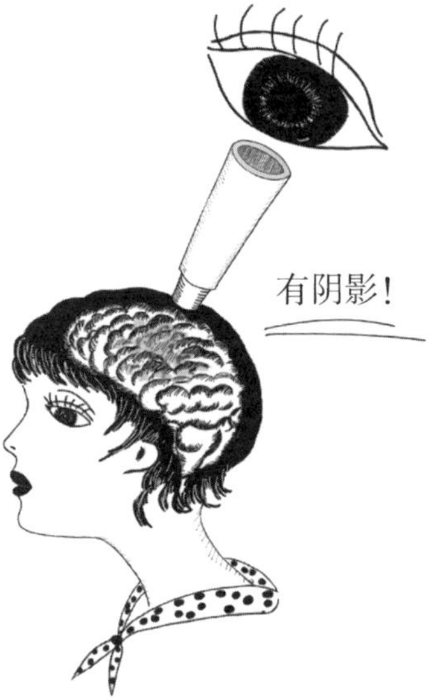

中风对身体危害极大。它是一种急性脑血液循环障碍性疾病，常因病发突然，没能及时采取急救措施而延误了最佳治疗时间，造成永久性脑功能障碍，并严重威胁生命。下面这组数据给我们敲响了警钟，每个人一生中有1/6的概率发生中风，中国居民每年因中风死亡的人数约200万，全球3 000万中风患者多数因此留下残疾，每耽搁1小时的救治时间，大脑将变老3～6年。所以，掌握疑似中风的识别要点是非常重要的。

中风有80%是脑梗。

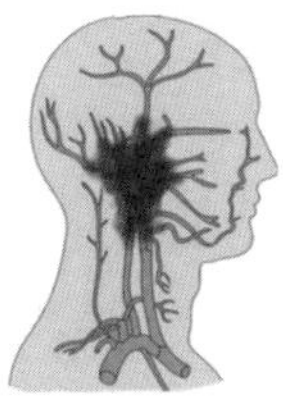

血管堵了导致缺血性中风，又叫脑梗

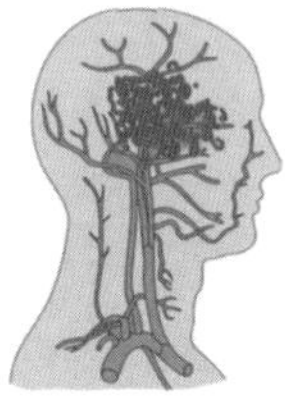

血管破了导致出血性中风，又叫脑溢血

两种中风类型

在美国，中风教育很普及。人们通过 FAST 判断法（Face、Arm、Speech and Time，简称 FAST）来识别自己或家人是否患有中风，简言之，就是观口眼、抬胳膊、吐字句，若情况不妙，赶紧拨打急救电话。这个教育对于美国人很管用。

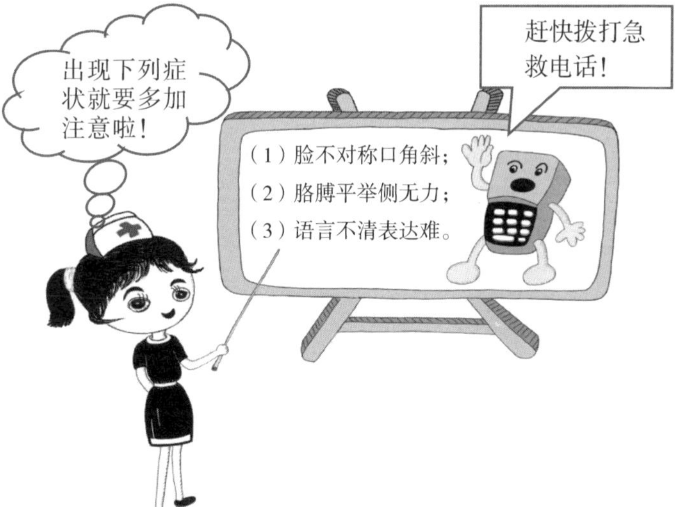
出现下列症状就要多加注意啦！
赶快拨打急救电话！
（1）脸不对称口角斜；
（2）胳膊平举侧无力；
（3）语言不清表达难。

现在中国也有自个儿特色的“中风120”啦！

1	看1张脸	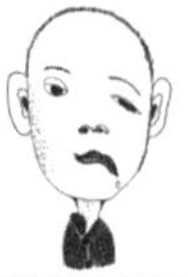	脸不对称 口角歪斜
2	查2只胳膊	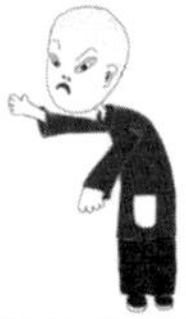	平行举起 单侧无力
0	聆（0）听语言	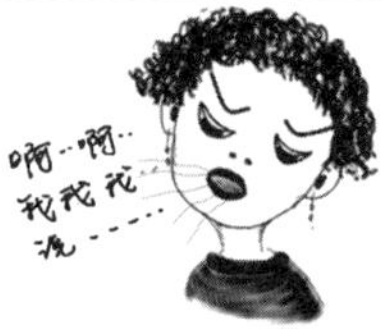	言语不清 表达困难
若有上述任何一种症状，请赶快拨打急救电话！		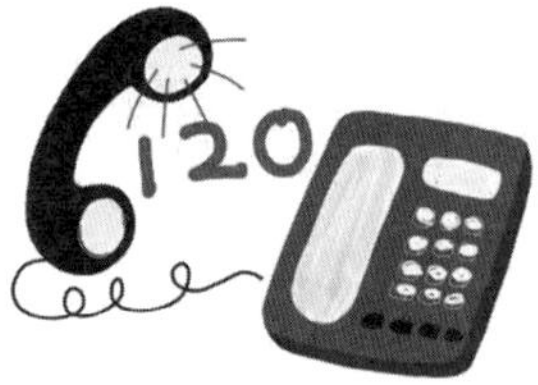	

以往的FAST判断法，需结合英文资料。在社区宣教时，老人家总是记不全FAST判断要点。有了中国特色的“中风120”就方便多了，简单、易记、不需要懂英文，即使是小孩、老人，以及受教育程度低的人也能记住。

除了前面所讲的典型症状外，以下五个案例中的现象也是中风先兆，需引起足够重视。

一、精细动作丧失大有可能是脑梗

案例一

傍晚时分去跳广场舞是李大妈每日的必修课。有一天晚上李大妈在跳舞时，吃惊地发现自己在甩动胳膊的时候，两只手臂不能摆动到相同的高度。老伙伴们不禁埋怨李大妈动作做不到位。可是李大妈的身体并没有其他方面的不舒服，为什么跳舞时会出现这样的问题呢？老伙伴中有一位退休的内科医生，有着丰富的临床经验，她建议李大妈最好去做全面的身体检查。李大妈听从建议，来到医院检查，其脑部 CT 扫描结果为早期脑梗。

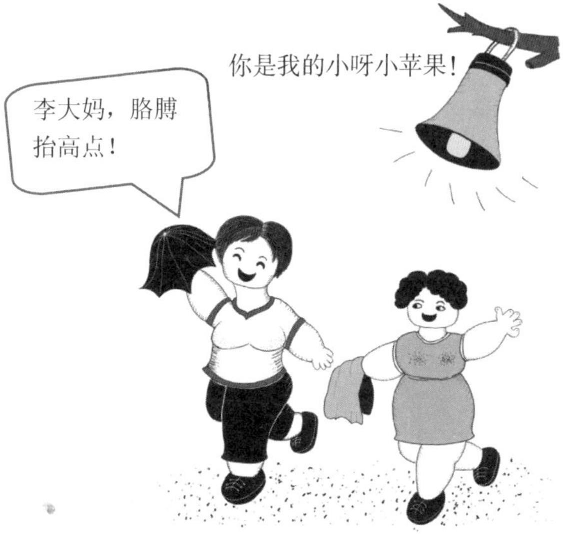

为了广场舞，誓要抬胳膊。
医院查一查，为啥这情况！

案例二

娄先生是单位领导，经常需要穿正装上班。一天早上，娄先生穿上衬衣，系好一边衬衣袖口上的纽扣后，可另一边手费力举起也系不上另一边袖口的纽扣。娄太太是个细心的人，陪伴丈夫来医院做检查，结果发现是早期脑梗。

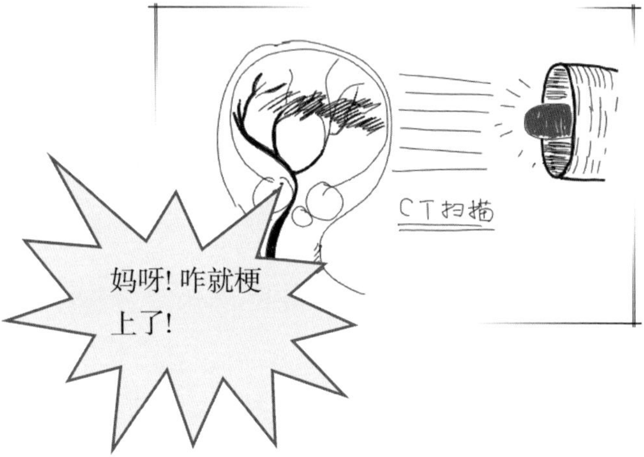

自救攻略

独自在家，一只手忽然无力平举去系另一边袖口纽扣，此时还有一个紧急约会等着，怎么办？

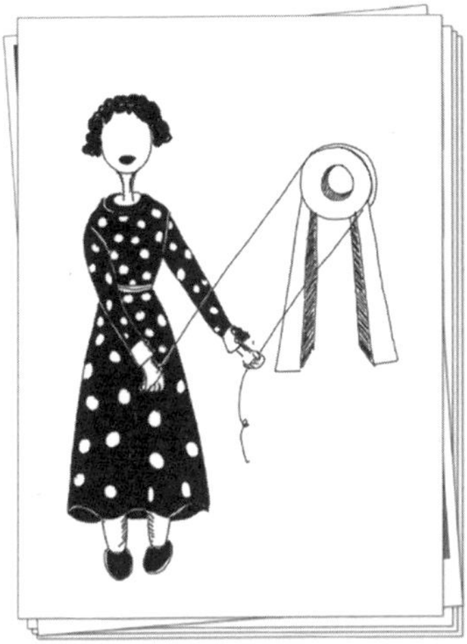

请务必按以下步骤完成：

第一步：

尝试用另一只尚有余力的手脱下这件麻烦的衣服，换上一件不用系纽扣的衣服，完工！直接跳到第三步。但万一衣服太紧脱不下来，也不要着急，请按下面第二步行动！

第二步：

找出一根绳子，把失力的手绑住，找一处滑轮绕过绳子，将失力的手拉至胸前，奋力扣上纽扣，完工！

第三步：

换上衣服后，穿戴整齐出门，不要忙着去约会，而应直奔医院，请一定要做一个脑部CT扫描，因为手无力系纽扣很有可能是脑梗的先兆。

切记：
脑梗有先兆，观察需仔细。
检查很重要，能查大毛病！

案例三

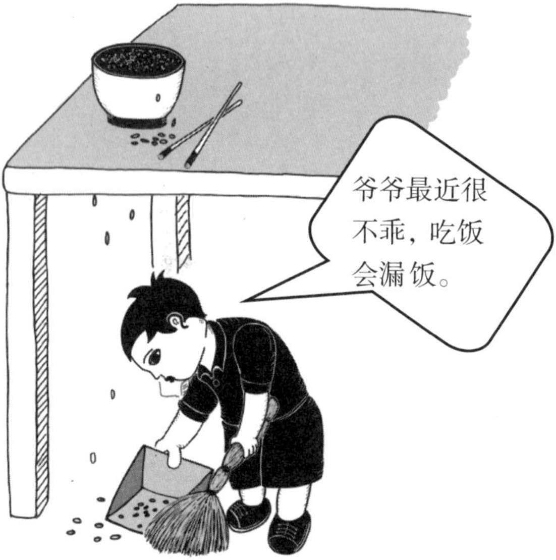

朱大爷已经 77 岁了，年轻时当过兵，身体底子好。由于一直注重养生，虽然年纪大了，仍旧耳聪目明，也从没住过院。一天吃晚饭时，朱大爷发现本应送进嘴里的米饭和夹进碗里的青菜总是掉在桌子上，朱大爷和家人都没当回事，觉得可能是年龄大了手脚开始不灵便所致。但此后一连几天都是如此，严重时甚至连筷子都掉了下来。见此情形，家里人赶快把朱大爷送往医院检查，结果发现已是脑梗病发。

案例四

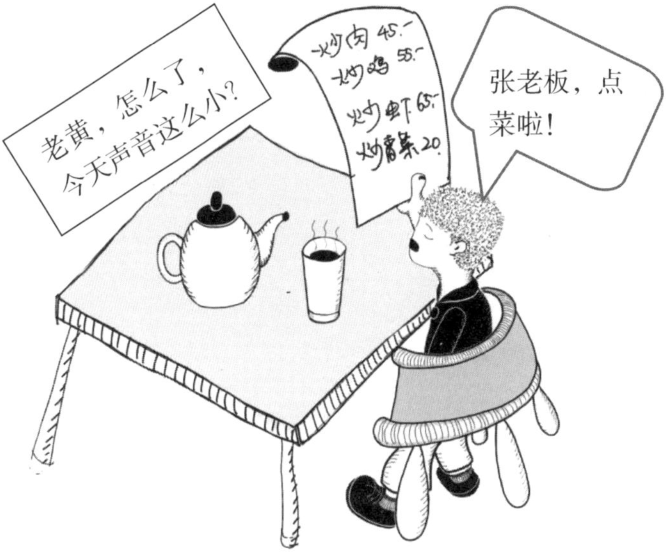
老黄，怎么了，
今天声音这么小？
炒肉 45.-
炒鸡 55.-
炒虾 65.-
炒青菜 20.
张老板，点
菜啦！

黄先生是一家连锁店的老板，有一次吃夜宵时，同伴发现黄先生的声音没有平时那么洪亮了，黄先生自己也觉得奇怪，就来医院看急诊。医生为黄先生做了体检，没有发现异常，就让他做 CT 检查看看脑部是否存在问题。黄先生认为医生是小题大做，拒绝做 CT 检查，也拒绝医生让他在急诊留观一晚的要求。没想到，第二天天快亮时，黄先生被家人送来了医院。原来黄先生夜里上厕所时发现下肢没有力气，心急之下摔了一跤。当得知检查结果是脑梗时，黄先生一下子慌了神，紧紧抓住医生的手，求医生救救他，可是时间无法倒流，他错过了最佳救治时间。

案例五

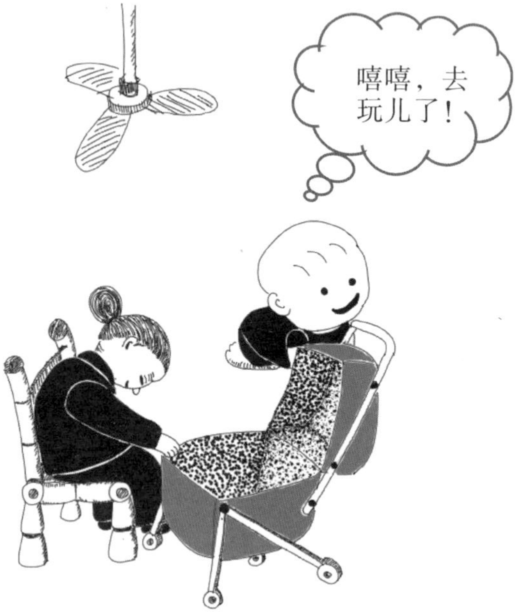

何阿姨照顾孙子已有三个年头，忙里忙外，精神一直不错。可是最近何阿姨总想睡觉，连一直在追的电视剧也不感兴趣了，但无论睡多久，总感觉没睡够似的。何阿姨偶尔会眩晕，但不到一分钟就恢复正常了。儿子出差回来，便带何阿姨去医院检查，发现部分脑血管有重度狭窄现象，眩晕正是小中风——中风的先兆表现。

在上述案例中，李大妈和娄先生的朋友及家人对患者的问题发现得早，并及时到医院检查治疗，于是他们都很幸运地逃过一劫，没有留下任何后遗症。但朱大爷就没那么幸运了，由于脑部血管已经堵上很大一块才来到医院治疗，错过了第一时间的溶栓治疗，治疗效果也就大打折扣，出院后一直需要保姆照顾。

通过了解真实案例所带来的警示，希望大家对脑梗有更直观和科学的认识。一旦发现有脑梗征兆，不要抱有“在家休息一下可能就好了”“现在不太稳定，等好一点再去医院”之类的想法，这样只会耽误诊治。即使这些看上去不起眼的小问题是在晚上发生的，也要去检查。**正常脑组织在缺血3小时后就可能出现不可逆的变化，6小时后缺血脑细胞则出现坏死，如果脑梗患者能在3~6小时内溶栓，就可能在脑细胞没有完全梗死之前，恢复供氧和供血，这样身体就可恢复全部或部分功能。**

自救攻略

脑梗急救时间攻略

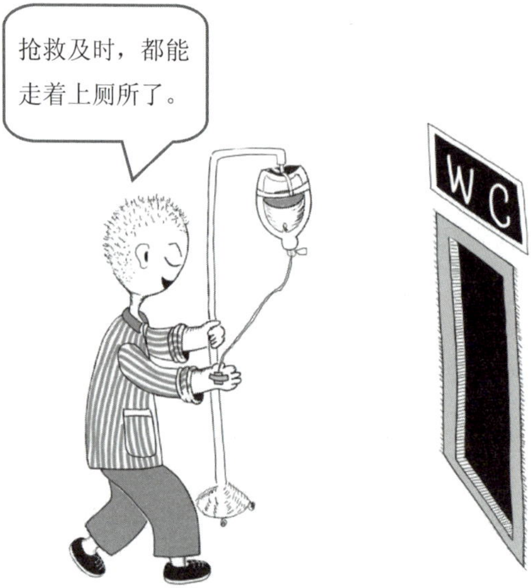

治疗脑中风，必须把握黄金4.5小时。相信大家在医院治疗心脑血管疾病时会看到这样的情况，医生陪着患者走绿色通道做检查，甚至会在患者还没交完费用的情况下给患者治疗。

或许有患者会问："医生，为什么他们可以享受这样的待遇，我却不行？"

这是因为在脑中风发生后，真正能够采取一些特殊有效治疗的时间并不长，一般都在刚发病的几个小时内，这个时间段对脑中风患者尤其重要。因为在发病后的4.5小时内采用静脉溶栓药物治疗是当今世界公认的最佳药物治疗时间。

但并非所有部位的脑血管堵塞都可以用静脉溶栓法，对于脑部主干动脉阻塞，就要考虑采用“微创取栓”，也叫“介入取栓”。这种手术通过在患者大腿的股动脉开放一个2mm的小切口，用一种特殊的取栓支架将堵住血管的血栓直接“抓”出来。相对于静脉溶栓3～4.5小时的有效“窗口期”，这种取栓术在患者发病6～8小时内仍然可以施行，这为危重患者延续生命提供了条件。

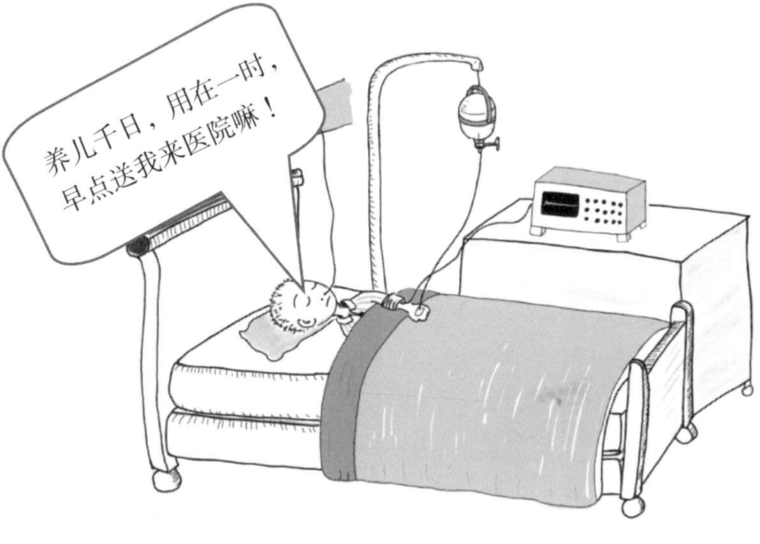

二、小中风不是小问题，不容忽视

在医学上，小中风被称为短暂性脑缺血发作（英文简称 TIA）。其症状表现为发病历时短暂，病后能自然缓解。这种病往往会反复发作，没有什么发病规律，但每次发作的表现症状大致相同，症状缓解后不会留下后遗症。

不少中老年人都有过这样的经历，突然说话不清、单侧肢体麻木无力和眼睛看不清等，每次发作可能只持续5～15分钟，发作完后症状消失，身体恢复正常。许多人不把这种情况当回事，但这很可能是小中风。其实，小中风也是中风，它是中风的先兆。

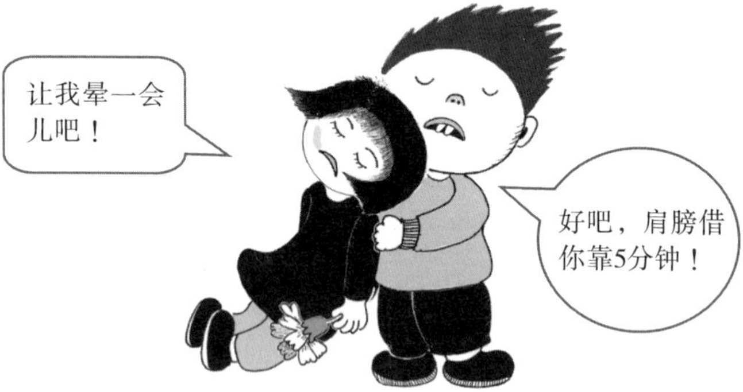

虽然小中风历时短暂而后又恢复常态，但这种情况是绝不可忽视的。事实上，发生过小中风的人发生中风的概率比相同性别和年龄的普通人要高出 10 倍。如果小中风多次发作，极有可能一次比一次严重，自愈的可能性也就越小，进而发展为进展性或完全性中风。

小中风患者在其生命历程中，三分之一的人仅会发作该病一次，三分之一的人会多次发作，剩余三分之一的人经历短暂性脑缺血后会进一步发展为脑卒中，即民间所说的“大中风”。

三、小中风症状缓解后要去看医生

正因为小中风可能是大中风的先兆，即便症状有所缓解，也要尽早去医院检查。但在这个阶段，脑部 CT 检查很有可能看不到脑部血管组织异常，但若进一步做脑部 MR 检查可能就会发现曾发生过的脑缺血、血管狭窄或动脉硬化等现象的痕迹。患者一定要尽早评估脑部血管病变情况，寻找发病的根本原因，积极采取预防性治疗措施，可有效避免进展性或者完全性中风的发生。

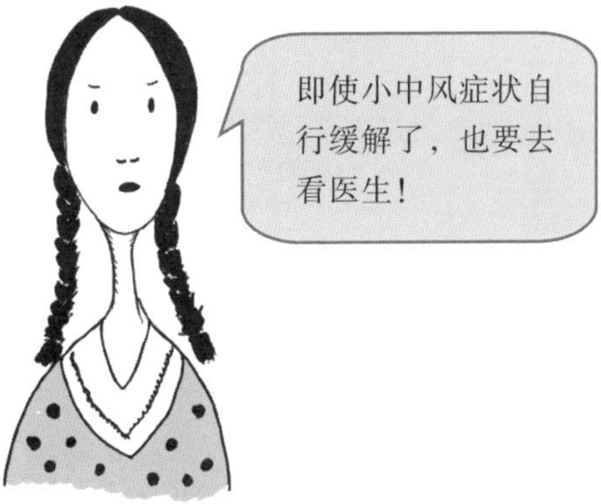

四、热不仅会中暑，还会中风

案 例

曹老板今年60岁，退休后将生意交给了儿子打理。在悠闲的晚年生活中，打乒乓球成了他的最大爱好。夏天天气炎热时社区的乒乓球室空调常开，曹老板觉得提个水壶很麻烦，就不在运动场地喝水，总是在出门前喝一大杯水，运动回来后再喝几杯茶。有一天打球时，球友突然觉得曹老板变得不对劲，不仅反应慢，说话也不清晰，拿拍子的右手也使不上劲，最后竟然握不住球拍了。大伙儿以为曹老板中暑了，于是把他送到医院，医生诊断结果为热中风。

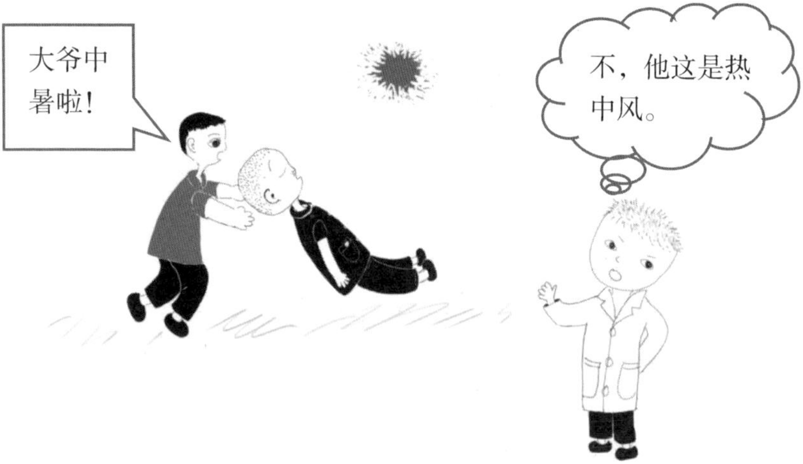

什么是热中风呢？据统计资料显示，一年里中老年人有两个中风高峰期，分别是温度在0℃以下的寒冬和32℃以上的盛夏。热中风发生的原因是当温度升至32℃以上时，特别是当相对湿度达到70%以上时，由于人体温度的调节主要靠汗液的蒸发来散热，每天要排出1 000mL或更多的汗水，所以，当机体因出汗多而大量丧失水分，同时又没能及时补充水分时，就会使血容量减少、血液黏稠及血液循环减缓，从而形成微小血栓。微小血栓形成后堵塞脑血管，即引发脑梗。夏天天气炎热，温度越高，湿度越大，患中风的可能性就越大。因此，在高温湿热地区，即使是在室内开足空调的地方运动，如果大汗淋漓后没能及时补充水分，就有可能使机体的血液过于黏稠诱发脑梗。因此，老年人外出运动时，最好随身带上一瓶温开水。

家中的老人一旦出现头痛、头昏、肢体乏力、半身麻木或频频打哈欠等症状时，家里人切勿掉以轻心，不能误认为是感冒、中暑或休息不好，应第一时间送老人到医院诊治。

小贴士 五招防“热中风”

（1）避免天气炎热时到户外活动。

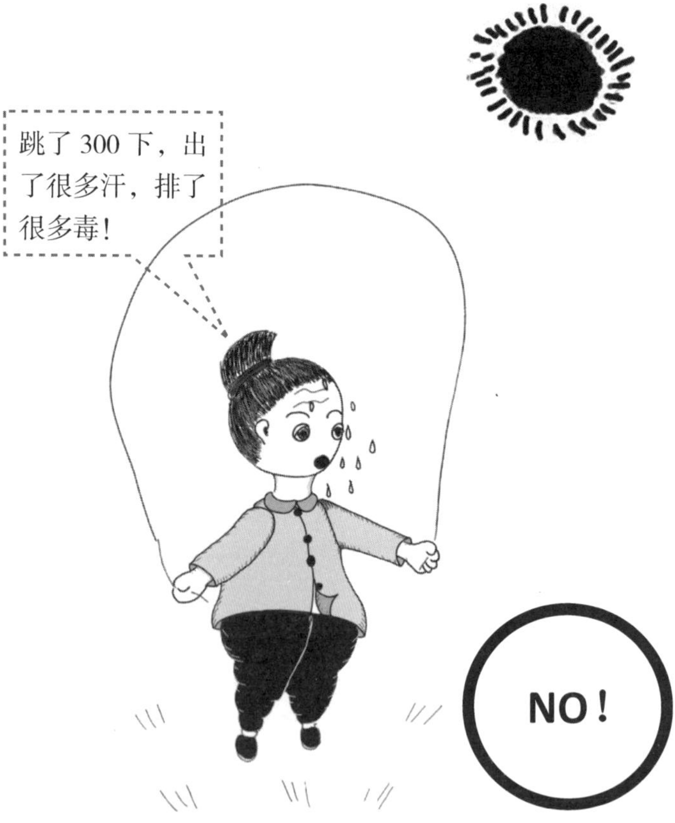

（2）使用空调时室内外温差以不超过8℃为宜。

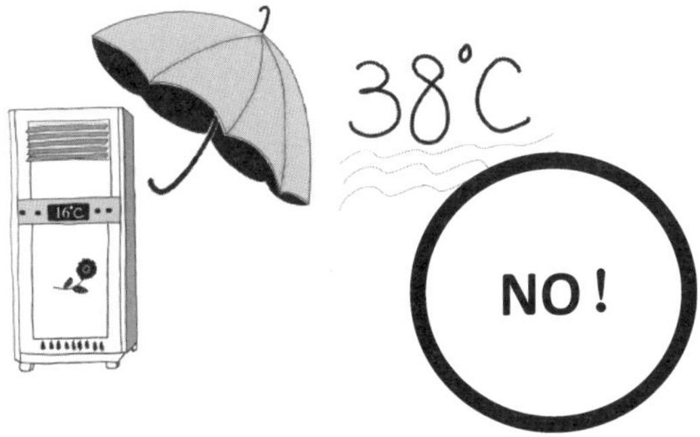

（3）无论是在室内还是室外，都要多饮水，即使不口渴也要多喝水，保持小便清亮、大便通畅。

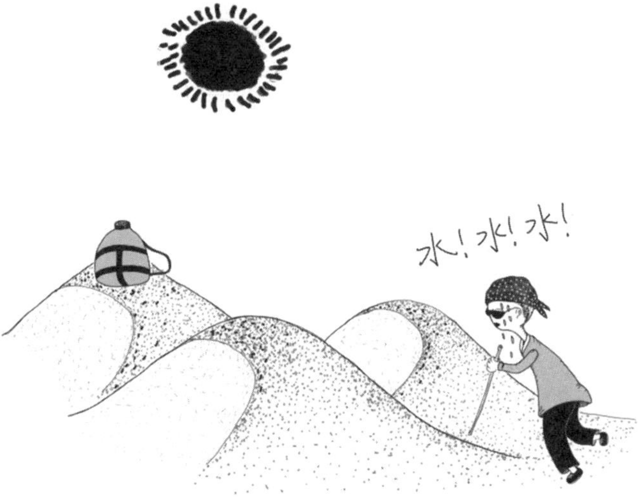

（4）戒烟戒酒，防止血液黏稠度过高，保证机体良好的供血和供氧能力。

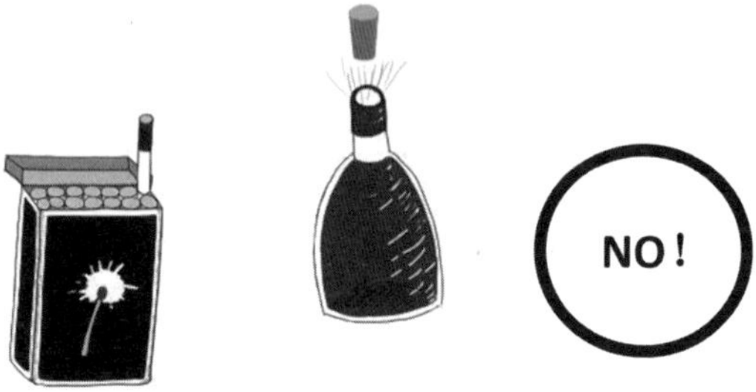

（5）定期检测血压、血糖、血脂等的指数。血压、血脂高，易引起动脉粥样硬化，增加中风的可能性，日常活动时，要注意劳逸结合，多吃能软化血管和降血脂的食物，并在医生指导下使用降压药或降脂药。

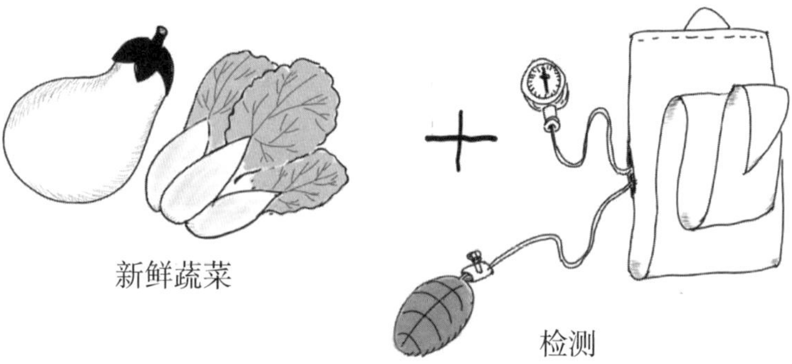

第三节　躲猫猫的老年人低血糖

在糖尿病高发病率的今天，人们对低血糖不再陌生。大部分人都知道发生低血糖时会有头晕、心慌、出冷汗和乏力的感觉，此时可吃些糖果或者淀粉类的东西来补充血糖。可是有些低血糖的表现是让人意想不到的。

一、醉酒也会导致低血糖

老胡退休时，单位同事设宴欢送。想到即将告别工作30多年的岗位，老胡感触颇多，加上同事们轮番敬酒，因而喝了不少白酒。就在宴席即将结束时，老胡突然面色苍白，并呕吐、出汗，衣服都湿透了，捂着胸口感觉心慌。同事们以为老胡喝醉了，扶他到沙发上休息，可是老胡仍然觉得不舒服。看到老胡捂着胸口，大家很担心他是否心脏病发作，于是赶紧拨打了120。

医生来到后，进行常规血糖检测时，发现老胡血糖只有2.6mmol/L，进行静脉推注葡萄糖后，老胡不舒服的症状才得以缓解，可见，老胡出现的身体异常反应是由于低血糖而非心脏病所致，更不是由醉酒引起。其实老胡在半年前体检时就已发现血糖异常，但他一直没有重视。对糖尿病患者而言，喝白酒容易诱发低血糖，这是因为一方面乙醇进入血液后会刺激胰腺分泌胰岛素降低血糖，另一方面乙醇进入肝脏后会抑制肝糖原的分解，阻碍葡萄糖进入血液，进一步加重低血糖症状。加之老年人身体调节能力差，因此容易引发低血糖。

二、胡言乱语竟然也可能是低血糖

梁阿姨虽然才 51 岁，但已患有高血压、糖尿病和红斑狼疮等疾病。夏季的广州非常炎热湿闷，一天中午时分，室外已达 35℃的高温，梁阿姨躺在床上忽然开始胡言乱语，并做着各种奇怪的动作，她的儿子以为母亲得了中风而意识不清，于是拨打了 120。当医生赶到现场后，检测到梁阿姨的血糖浓度仅为 1.9mmol/L，便立即对她进行葡萄糖静脉注射，随后血糖浓度上升到 8.2mmol/L。血糖恢复正常后，梁阿姨很快清醒了过来。但她也许并不知道，自己刚从鬼门关转了一圈回来，当时她的血糖浓度已经下降到非常低的水平，若不能有效缓解低血糖症状，任由血糖浓度持续降低超过 6 小时，则会使脑细胞发生不可逆转的改变，进而可能变成植物人甚至死亡。

低血糖是指成年人空腹血糖浓度低于 2.8mmol/L，而糖尿病患者血糖值小于 3.9mmol/L 时即可诊断为低血糖。典型的低血糖症状为饥饿感、乏力、心慌、出汗、面色苍白、情绪不安和颤抖等，部分患者可出现精神异常、烦躁、嗜睡甚至昏迷等症状。当糖尿病患者出现这些异常表现时，如果家里配有血糖仪，应立即扎手指滴血测血糖浓度。低血糖危害很大，严重而持久的低血糖会引起脑损伤，甚至威胁生命。所以当发生低血糖时，应马上补充富含糖分的食物，如葡萄糖、巧克力和糖果等，严重者应送医院抢救。

三、为什么血糖高是一件坏事

虽然血液中的葡萄糖即血糖是用于提供能量的，血糖低会使人的健康出问题，但血糖高也是一件坏事。据调查数据显示，现代社会中越来越多人得糖尿病。虽然血糖要高到一定程度才会达到急救范围，但“不积跬步，无以至千里”，任何大病都是由小毛病积攒起来的，心脑血管疾病与血糖高脱不了干系。

葡萄糖被周围组织细胞代谢后，可以合成各种类型的蛋白质。当血糖水平从高降到低时，是组织细胞利用能量的过程，如果血糖一直比较高，那么组织细胞需要的能量就不能被充分满足。通俗地讲，即使你吃进去再多东西，组织细胞也总是处于营养不良的状态。糖尿病在中国古代被称为“消渴症”，“消”就是指营养不良、消瘦、形销骨立的一种状态。因此，如果一个糖尿病患者不接受治疗，经过一段时间后身体很可能出现慢性营养不良的状态。

然而，身体所有组织器官都需要葡萄糖提供能量，特别是非常依赖葡萄糖供给营养的大脑，大脑是人体中单一耗能最大的器官，且只能由葡萄糖提供能量。当糖尿病发生时，大脑没有足够的葡萄糖，此时肝脏会合成一种酮体物质提供替代的能量，正常情况下肝脏并不进行这种生化反应，肝脏合成酮体的过程中，会使血液中的酸度增加，而当酸度增加到一定程度后是会致命的。

血糖特别高本身也有危害，例如喝糖水，糖加多了，血液会变得特别黏稠，血液流动变慢，会引发动脉粥样硬化、血栓和其他心脑血管疾病等一系列病症。

糖尿病与心脑血管疾病，看起来是两种病，其实根源相同，称为“共同土壤学说”，即糖尿病与心脑血管疾病是同一块土壤上的两棵树。随着时间的推移，所有的糖尿病患者都会死于心脑血管疾病。许多先发现患有心脑血管疾病的人，经查后常伴有糖尿病。医学界因此有个共识，患者一旦患有糖尿病，必须要查有无冠心病，而冠心病患者则须查有无高血糖。

一叶知秋观疾病，居安思危保健康。高血压联系着冠心病，而冠心病联系着糖尿病，糖尿病对心脑血管的危害毋庸置疑，所以，当血糖浓度变高时，需及时就医，不能任由高血糖演变成冠心病。

第二章

急救原则须牢记　方法正确能救命

第一节　猝死

一、自救黄金 4 分钟

猝死是指平时身体健康或貌似健康的患者，在出乎意料的短时间内，因自然疾病而突然死亡，其中绝大多数是心源性猝死。一旦发生猝死，全身各组织器官都会受到不同程度的损害，对缺氧最敏感的脑组织首当其冲，后果以分秒来计算。

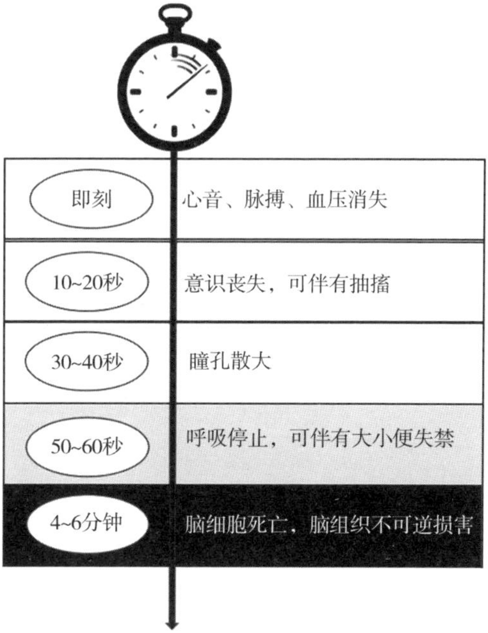

黄金 4 分钟

心脏骤停后，机体各器官组织如图中时间顺序表现。

由此可见，对于突发猝死，最初的 4 分钟是抢救生命的最关键时刻，堪称“黄金 4 分钟”。

在医学上，“生存链”的提出是心肺复苏和心脑血管急救理念的重大突破，它强调了时间对复苏成功的极端重要性。生存链是由识别和启动应急反应系统、即时高质量心肺复苏、快速除颤、基础及高级急救医疗服务和高级生命支持五个相互联系的环节组成，环环相扣。**对于非医学专业的大众而言，第一时间需要做的是生存链中的前两步。**

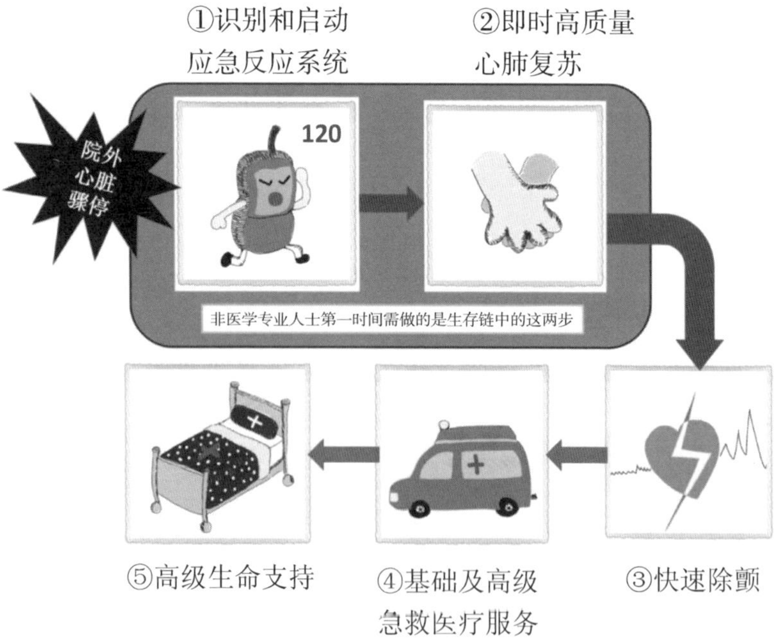

二、猝死患者心肺复苏急救措施

对于猝死患者的心肺复苏，需要外力为其恢复自主循环、呼吸和脑功能，下面分别对成人、儿童和婴儿的急救措施进行叙述。

1. 成人心肺复苏步骤

（1）判断意识：用双手轻拍患者双肩，并大声呼叫患者。

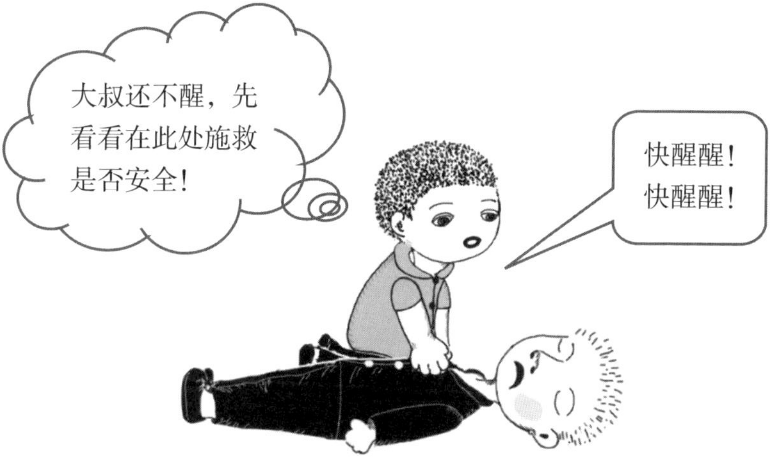
大叔还不醒，先看看在此处施救是否安全！
快醒醒！快醒醒！

（2）检查呼吸：观察患者胸部起伏 5 ~ 10 秒，看有无胸廓起伏。

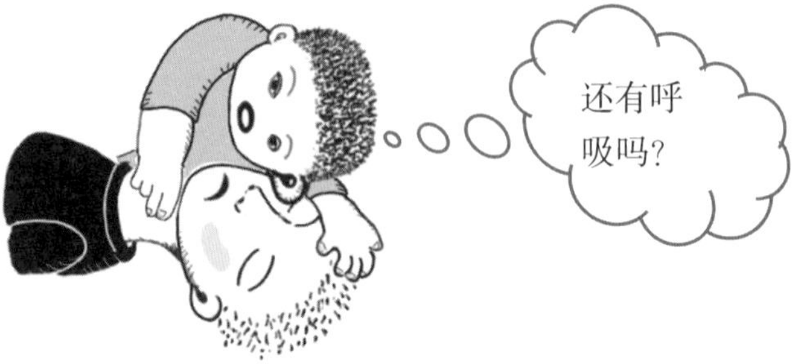
还有呼
吸吗?

判断患者是否有呼吸，耳朵贴近患者口鼻，感觉是否有气息，同时也可伸出食指和中指检查患者是否存在颈动脉搏动（非专业人员可以只检查呼吸）。

（3）呼救及将患者仰卧在坚硬的地方，为其松解衣领及裤带。

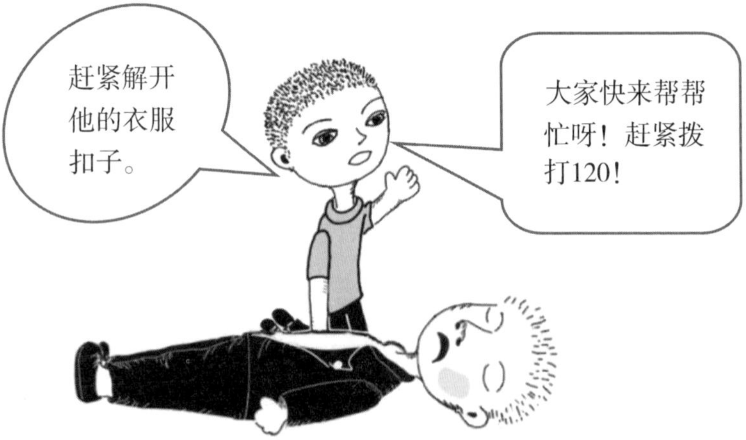
赶紧解开
他的衣服
扣子。
大家快来帮帮
忙呀！赶紧拨
打120！

（4）胸外心脏按压：跪在患者身旁，一只手掌根部紧贴患者的胸部，放在两乳头连线中点，另外一只手重叠，十指相扣，双臂伸直，用上身力量用力按压 30 次，按压频率 100～120 次／分，按压深度 5～6cm。

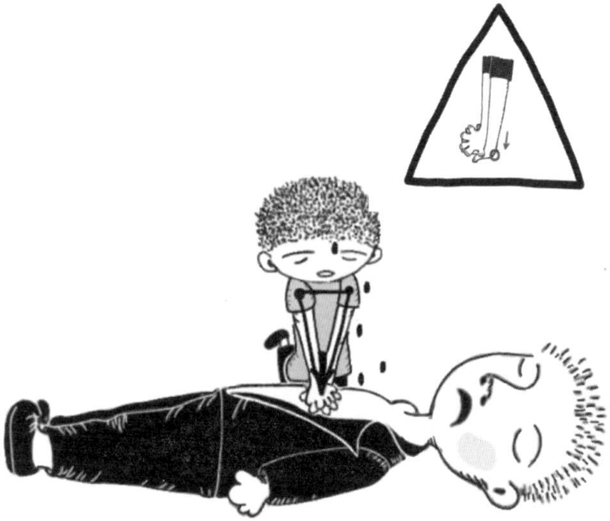

（5）打开气道：当心搏停止后，全身肌张力下降，包括咽部肌张力下降，导致舌后坠，造成气道梗阻。如发现口腔内有异物，如食物、呕吐物、血块、脱落的牙齿、泥沙、假牙等，均应尽快清理，否则会造成气道阻塞。无论选用何种开放气道的方法，均应使耳垂与下颌角的连线和患者仰卧的平面垂直，气道方可开放。在心肺复苏的整个过程中，应使气道始终处于开放状态。

打开气道常用方法如图所示：

方法1：仰头抬颏法

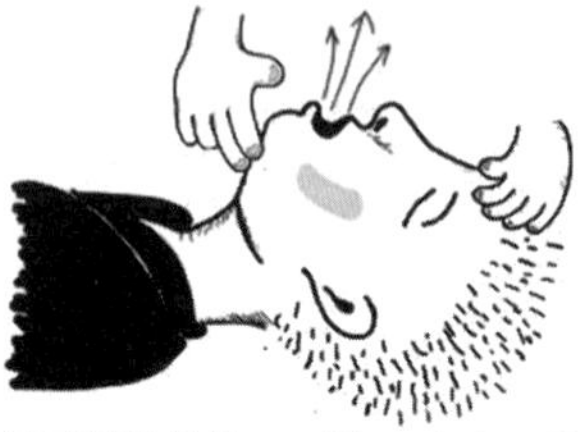

若患者无颈椎损伤，可首选此法。将左手掌侧肌放在患者前额向下压迫；同时右手食、中指并拢，放在下颏的骨性部分向上提起，使得头部后仰。在实际操作中，此法优于其他方法，不仅效果可靠，而且省力

如已发生或怀疑颈椎损伤，选用此法可避免加重颈椎损伤，站立或跪在患者头顶端，肘关节支撑在患者仰卧的平面上，两手分别放在患者的下颌角，向上提起下颌，头保持正中位，气道即可开放

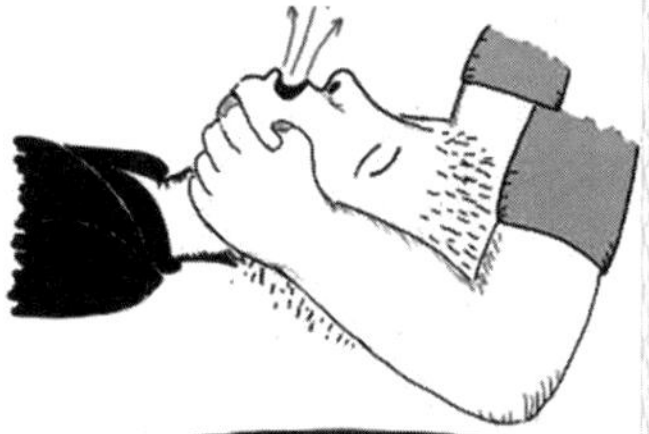

方法2：托举下颌法

（6）人工呼吸：捏住患者鼻翼，深吸气，自己的嘴严密包住患者的嘴，向患者嘴里连续吹气两次，见到胸部有起伏即可。吹气 1 秒，患者呼气 5 秒，患者呼气时松开鼻翼。

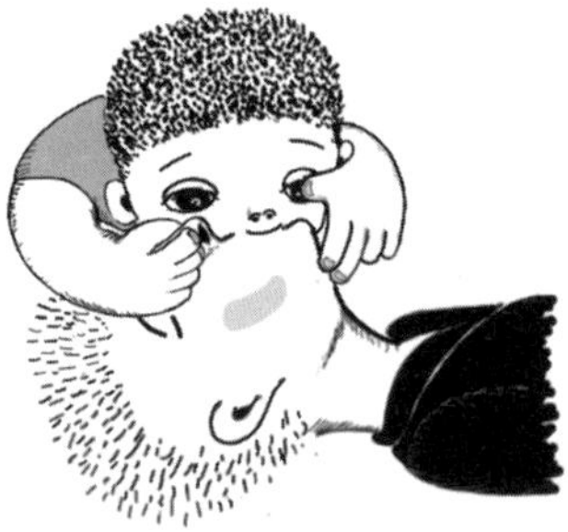

（7）持续 2 分钟的高效率的心肺复苏：看是否有胸廓起伏，同时触摸是否有颈动脉搏动。

以“胸外心脏按压：人工呼吸 =30：2”的比例进行，

操作 5 个周期（从胸外心脏按压开始至人工呼吸结束）

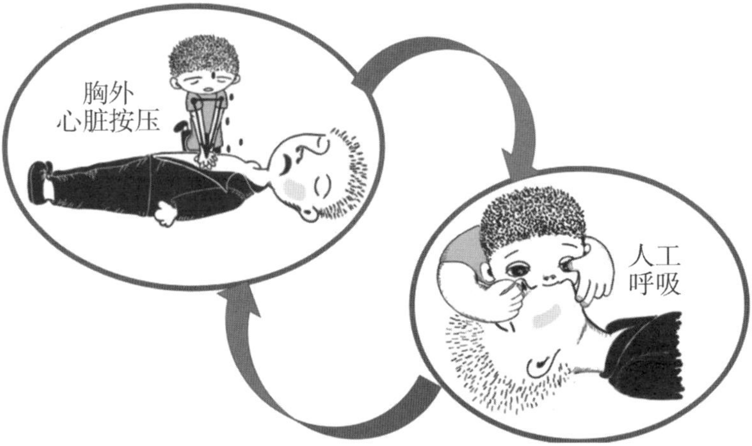

（8）判断复苏是否有效：自主呼吸心跳恢复，可触及颈动脉搏动，面色、口唇红润，患者有抽搐、挣扎等反应，说明复苏有效，若依旧无反应，继续心肺复苏，每 2 分钟检查一次颈动脉搏动和呼吸，直至医生到来。

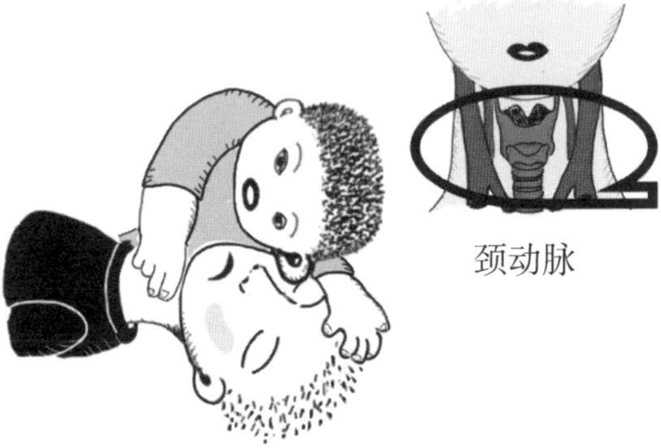

2. 婴儿、 儿童心肺复苏急救措施

婴儿、儿童与成人现场心肺复苏抢救的内容步骤大体相同，但方法、位置和频率等是有所不同的。此处，儿童是指1岁以上，但尚未到青春期的孩子，一般是1~8岁。婴儿是指除新生儿外不足1岁的孩子。急救措施区别如下：

内容	成人和青少年	儿童	婴儿
呼叫	轻拍肩膀		拍足底
按压通气比	1~2名施救者30：2	1名施救者30：2 2名施救者15：2	
按压深度	5~6cm	大约5cm	胸部前后径的1/3，大约4cm
按压频率	100~120次/分钟		
按压位置	两乳头连线中点		两乳头连线中点下方
开放气道	仰头抬颏法，下颌角与耳垂连线垂直于地面		头轻度后仰
尽量减少中断	中断时间限制在10秒内		

三、AED——心脏骤停救命好帮手

AED（Automated External Defibrillator）是一种自动体外除颤器，它体积小、重量轻、操作简便，是一种专门供普通民众使用的心脏病除颤设备。

发生在医院外的心脏骤停患者早期85%～90%是室颤，而治疗室颤最有效的方法是尽早用AED。当除颤每推迟1分钟，患者存活率就会降低7%～10%。大量的医学研究和临床实验证明，如果在心脏停止跳动的4分钟内，使用AED进行心肺复苏，能大幅度地提高救活率，抢救成功率将高达60%以上。短暂的“黄金4分钟”正是急救的关键时刻。

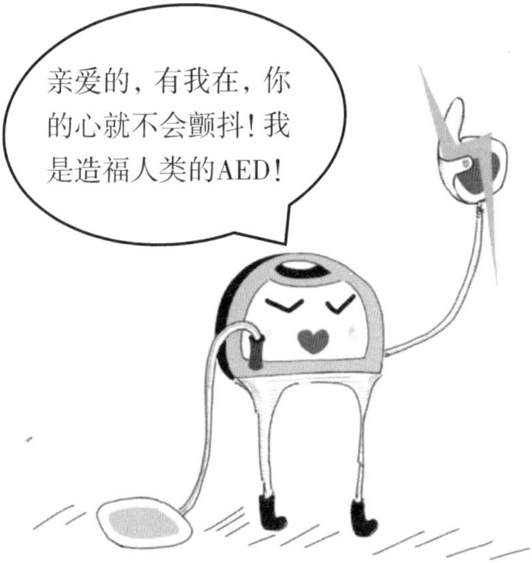

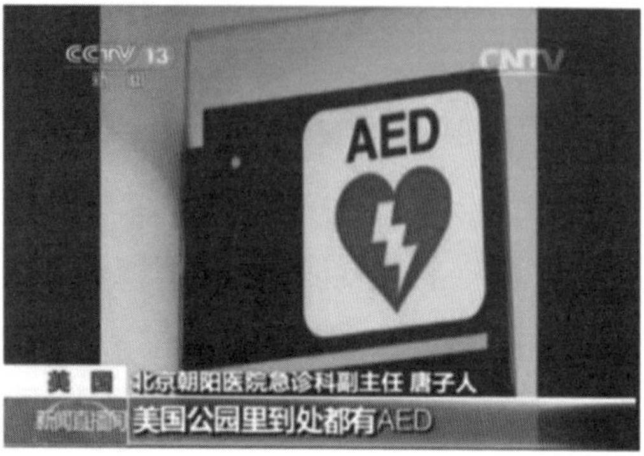

在发达国家或发达地区，公共场所均配备有 AED。20 世纪 90 年代，美国通过了相关法案，全面实施“公众可取的除颤仪”计划，即在公共场所安置 AED，要求民众在 10 分钟内即可获得 AED，并对普通民众进行训练。另外，美国政府每年提供 3 000 万美元专项资金用于实施公共除颤计划，在急救车 5 分钟内无法抵达的公共场所全部依法设置 AED，鼓励接受培训的非专业大众能随时使用 AED 急救。目前，美国 AED 社会保有量超过 100 万台，平均每 10 万人 317 台。中国正处在普及公共场所配置 AED 的起步阶段，在一些大城市的公共场所里逐渐可以看到 AED 的身影。

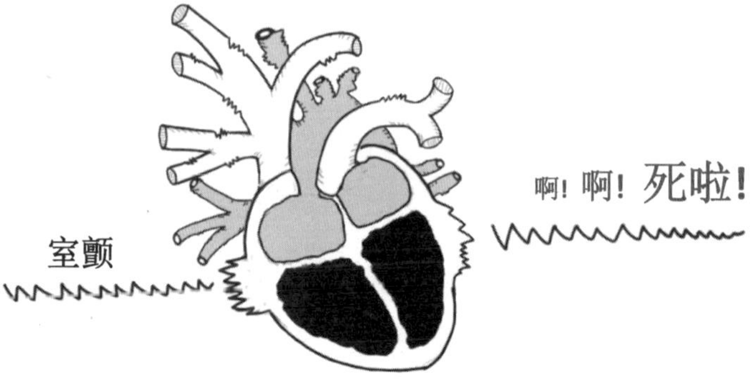

为什么 AED 这么重要可以救命呢？要想搞清楚 AED 是怎么回事，得先说一说什么是室颤。室颤是心室纤维性颤动的简称，指心室肌快速而微弱地收缩或不协调地乱颤，使心脏丧失排血功能，导致心音、脉搏和血压消失，进而使心、脑和肾等重要器官及周围组织的血流灌注中断。室颤可导致致死性心律失常的猝死。AED 可以及时消除室颤，让心脏的窦房结重新开始工作，继而使得心跳恢复。

小贴士　教你使用 AED

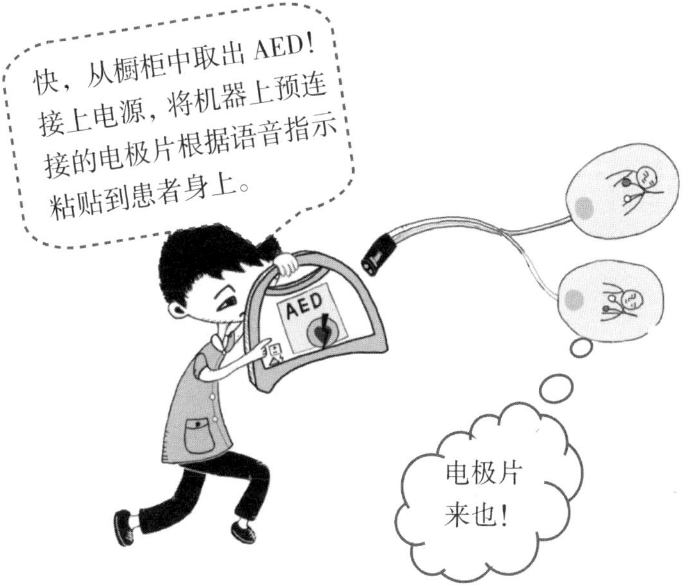
快，从橱柜中取出 AED！接上电源，将机器上预连接的电极片根据语音指示粘贴到患者身上。
AED
电极片来也！

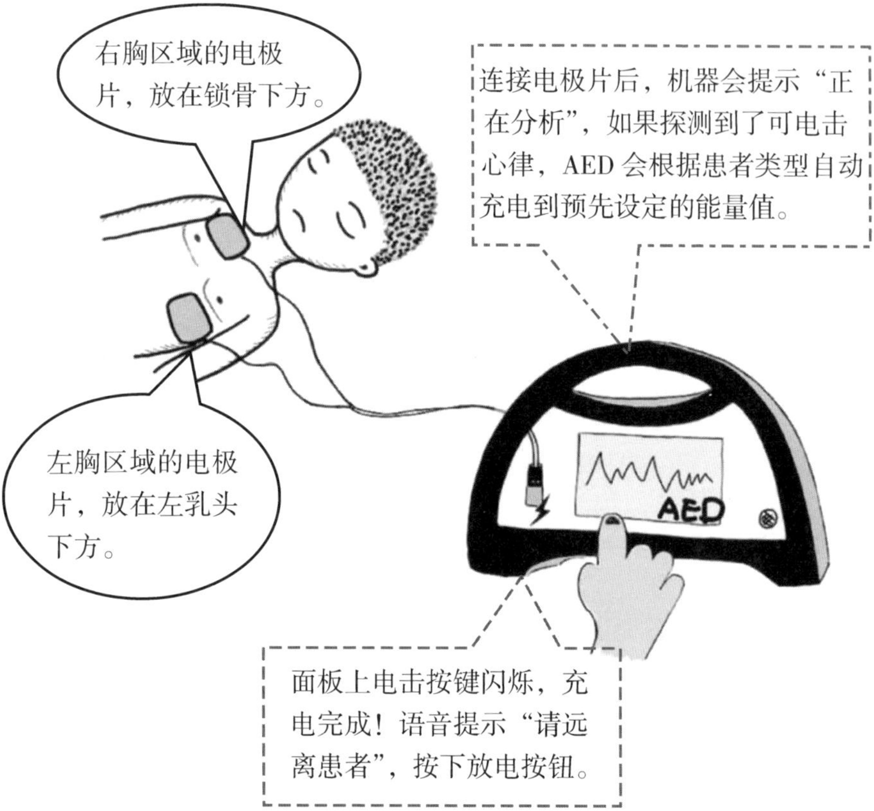

放电完成后，继续进行高质量的心肺复苏，2分钟后，AED会再次自动分析心律。如此反复，直至专业急救人员赶到。

第二节 海姆立克法——气管异物克星

吸入异物是造成儿童窒息死亡的主要原因，尤其是0~4岁的孩子。曾发生过这样一件不幸的事故，三位家长各自带着尚在上幼儿园的小孩举行家庭聚会，在大人们忙于做饭的时候，孩子们热闹地举行吃果冻比赛。然而，不幸发生了。一个孩子忽然被果冻卡住了，家长闻声赶来，怎么拍背也拍不出来，眼看着孩子的脸越来越紫，于是赶紧去医院。当赶到医院时，孩子早已断气，医生对孩子进行了两个小时的心肺复苏也无力回天。最后看到医生取出卡在孩子喉咙里的果冻时，孩子妈妈当场就昏了过去。如果当时在这一群大人里面，有人会使用海姆立克急救法，或许果冻就不会夺去孩子的性命。

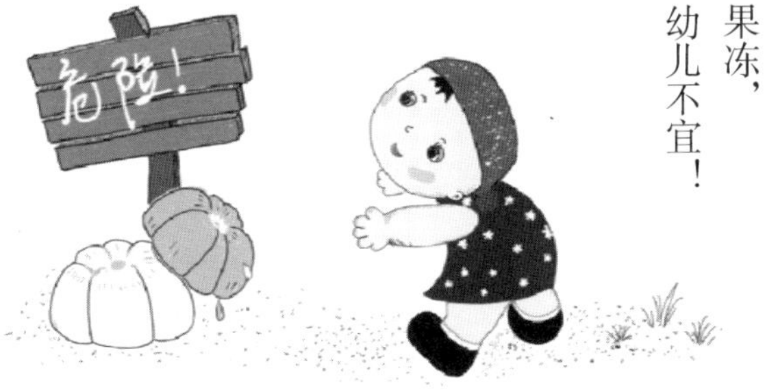

咽喉是人体气道和食道并行的地方。把气体和食物分流的器官称为会厌，它是喉腔开口处的一个舌形活盖。一般来说，会厌分流功能受神经系统自动控制，但孩子神经系统发育大多不完善，吞咽反射功能尚未发育健全，所以最容易发生液体和固体等物质误入气管的事故，即出现所谓的“窜道行驶”，这是孩子的气管容易进异物的主要原因。

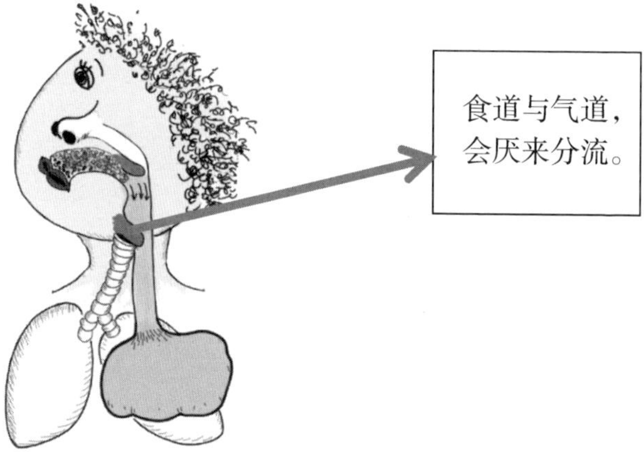

如果进入气道的异物较大，就有可能将气道完全阻塞。如果气道被完全堵塞，机体将不能与外界进行气体交换，马上会出现“三不”症状：不能咳嗽、不能呼吸和不能发声。紧接着出现呼吸困难、面色青紫和烦躁不安等症状，此刻大脑严重缺氧，进而意识丧失，心跳也很快随之停止，情况会变得非常危险。

上述案例中的母亲采取拍打背部的方法，认为这样能够把异物拍出来，但实际情况是在异物完全堵住气道的前提下，这种方法只会加深气管异物的堵塞情况。海姆立克急救法是排除气管异物堵塞的有效自救方法。美国的海姆立克医生被称为“世界上拯救生命最多的人”，因为他发明的“腹部冲击法”既简单又实用。

下面是应对各种情况的海姆立克急救法的处理方式：

1. 婴幼儿气道异物梗阻处理法

婴幼儿气道异物梗阻处理可采用背部拍击法及胸部冲击法，一手固定婴幼儿头颈部，面部朝下、头低臀高，另一手掌根部连续叩击肩胛区 5 次；再将婴幼儿翻转成面部朝上、头低臀高位，用食指、中指连续按压其胸骨下半部 5 次。两种方法反复交替进行，直至异物排出。

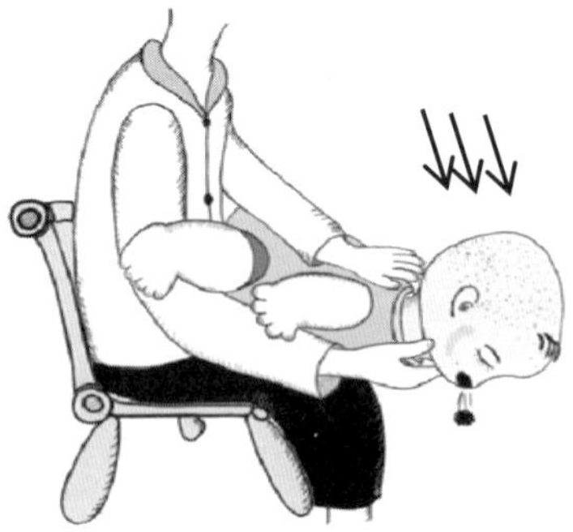

①一手固定婴幼儿头颈部，面部朝下、头低臀高；另一手掌根部连续叩击肩胛区5次。

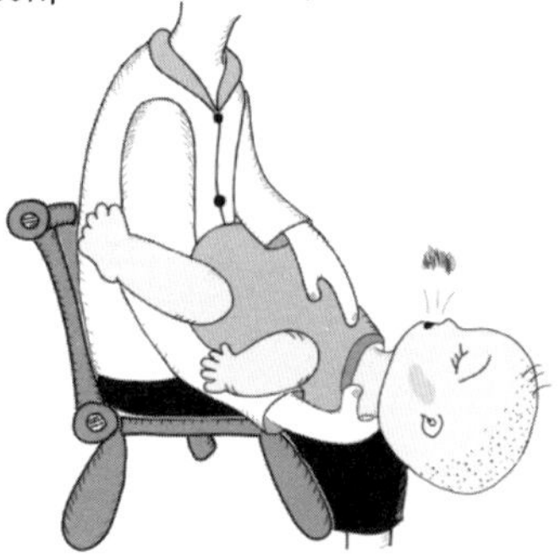

②将婴幼儿翻转成面部朝上、头低臀高位，用食指、中指连续按压其胸骨下半部5次。

2. 成人气道异物梗阻处理法

成人立位或坐位上腹部冲击法适用于意识清醒的成人患者及大一点的儿童患者。患者取立位，抢救者站在患者身后，一腿在前，插入患者两腿之间呈弓步，另一腿在后伸直；同时双臂环抱患者腰腹部，一手握拳，拳眼置于肚脐上两横指，另一手固定拳头，并突然连续用力向患者上腹部的后上方快速冲击，直至气道内异物排出。

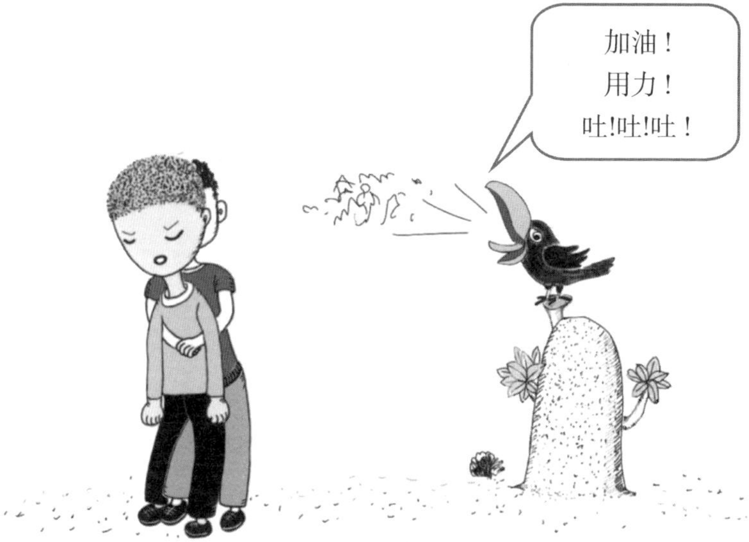

3. 气道异物梗阻自救法

如果发生气道异物阻塞时，周围没有人帮助，一定要在两三分钟之内，趁着自己意识清醒的时候赶快自救。可以利用桌子、椅子、床头，或是比较宽的窗台，顶在脐上两指位置，仰头，把气道拉直，伸直脖子，用力冲击，把异物冲出来。

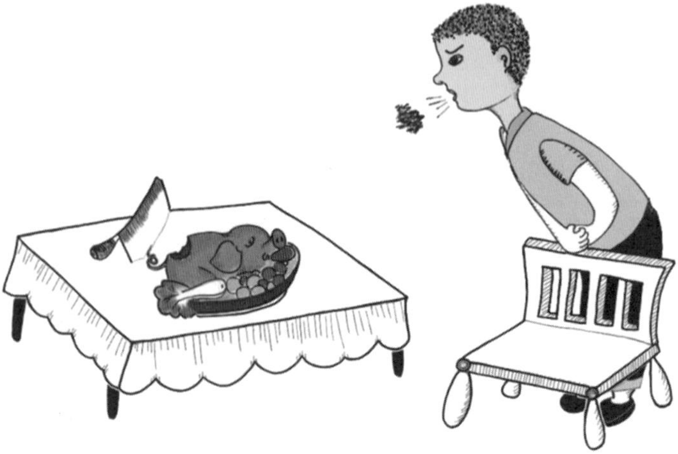

如果患者窒息时间长，失去了意识，应将其立即放平，进行心肺复苏。

第三节　抽筋后需避免二次受伤

抽筋，学名“抽搐”，民间也称“抽风”或“羊角风”，表现为意识丧失、全身僵直、四肢抽搐、口吐白沫、双眼凝视或上翻及面色青紫等。引起全身性抽搐最常见的原因是高热和癫痫。

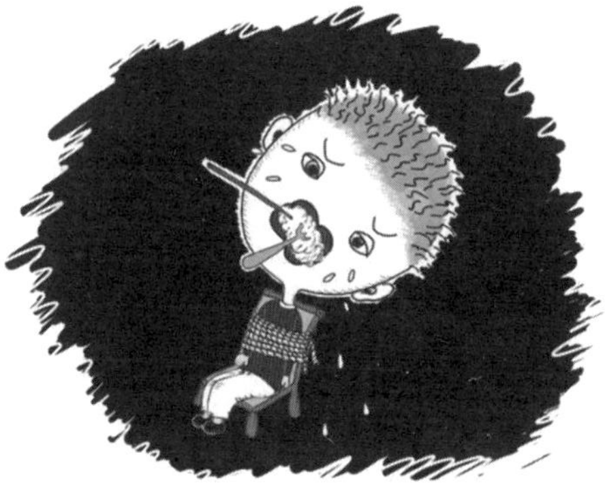

央视新闻等多个微博媒体平台曾发布过这样一则消息，某日合肥118路公交车上，一名男子突发癫痫，不停抽搐。其他乘客见状立即将纸巾塞入男子嘴巴，防止其咬伤或窒息，司机也立即调转车头将该男子送往最近的医院。遇到抽搐，家属或热心人也许会和车上的乘客一样，撬开患者嘴巴，往其嘴中塞纸巾、勺子、筷子等，掐人中掐虎口，还强压住患者抽搐的身体，试图通过这些方法终止抽搐。

殊不知，这些做法是徒劳的，反而有可能对患者造成不必要的伤害。抽搐虽然来势汹汹，但可能只持续几秒到几分钟，就可以自行缓解，旁人大可不用太恐慌，只需要做到下面八点即可：

（1）将患者放到平坦宽敞的地方，如床上或地板上。如果患者是在站立或是坐着的时候发作，则顺势扶患者躺下，以免其磕伤，可在头和脖子下方垫上柔软物体，比如衣服、枕头之类，以防止抽搐时头部撞击硬的地面受伤。

（2）将患者头偏向一侧，同时解开其衣领，及时清除患者口腔内分泌物，使其呼吸道通畅。

（3）不要约束、按压患者。有些家属一看到患者抽搐马上冲上去拼命按住患者的身体，连拍带捶加大声呼叫，其实这些行为对终止抽搐是没有任何作用的，在抽搐发作期间无论你用多大的劲，都无济于事，根本不能缩短抽搐的时间，反倒可能造成患者骨折及关节脱臼。

（4）不要掐人中，这只会造成掐红、掐肿，甚至掐烂等不必要的人为伤害，还有可能会让气道更加不通畅。

（5）不要撬开嘴巴往里面塞任何东西，以免造成二次损伤，如误吸等。

（6）不要给患者实施心肺复苏。患者此时有心跳、呼吸，不需要进行心肺复苏，且抽搐时的胸外按压容易发生骨折。

（7）若抽搐超过 5 分钟不缓解，或反复抽搐的，应拨打急救电话 120。

（8）抽搐结束后，患者可取侧卧位，观察呼吸。如果是癫痫抽搐后呼吸平顺没有再次发作，患者此时可以不用去医院，但小儿发生抽搐后必须去医院就诊，因为热性惊厥需要排除脑部感染性疾病，或电解质紊乱、癫痫等疾病。

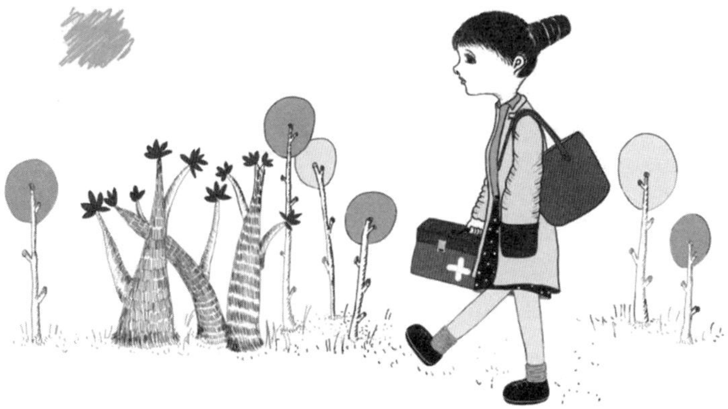

第四节 现场快速止血

在我们的工作和生活中，时不时会遇到创伤，如皮肤破损、血管及神经断裂和骨折等都有可能会造成出血。

一个人的循环血容量大约占体重的8%，失血量小于总血量5%（200～300mL）时，人体可自动代偿；失血量大于总血量20%（800～1 200mL）时，伤者则出现面色苍白、意识淡漠、肢体湿冷和呼吸浅快等症状，很快休克。一旦失血量过大过快，尤其是急性大出血时，如果伤者未经积极有效的急救，就会有生命危险。

那么，应对这种情况，患者应该如何快速止血呢？这里有一些基本小常识：

（1）指压止血法。就是用手指压在出血动脉近心端的邻近骨头上，阻断血运来源，以达到止血目的，这种方法适用于动脉出血。

手指出血时，用手指压住指根部两侧的动脉止血。手部大出血用此方法止血时，要用两手的拇指和食指分别压迫伤侧手腕两侧的桡动脉和尺动脉，阻断血流。因为桡动脉和尺动脉在手掌部有广泛吻合支，所以必须同时压迫双侧。

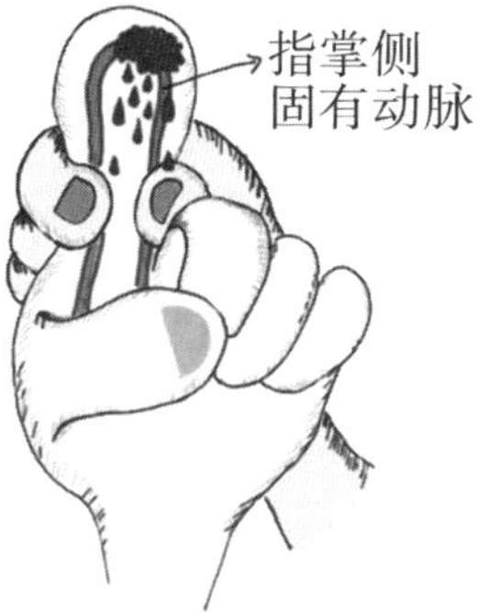

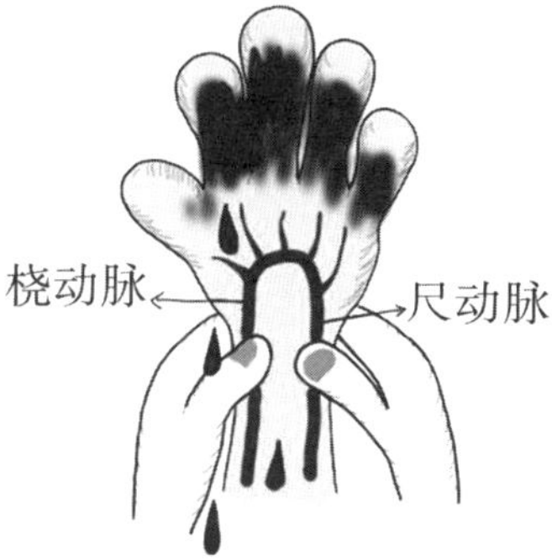

（2）直接压迫止血法。用无菌纱布或干净的布类直接按在出血区。这种方法适用于静脉出血。

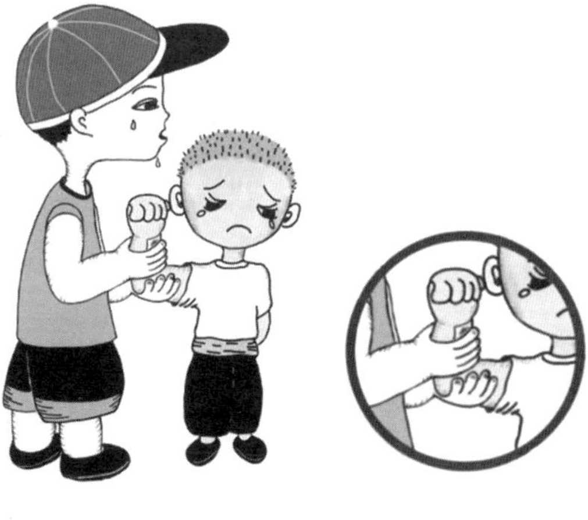

（3）加压包扎止血法。先用无菌纱布覆盖压迫伤口，再用三角巾或绷带用力包扎，包扎范围应该比伤口稍大。在没有无菌纱布时，可使用消毒卫生巾、餐巾等替代。这种方法适用于各种伤口出血。

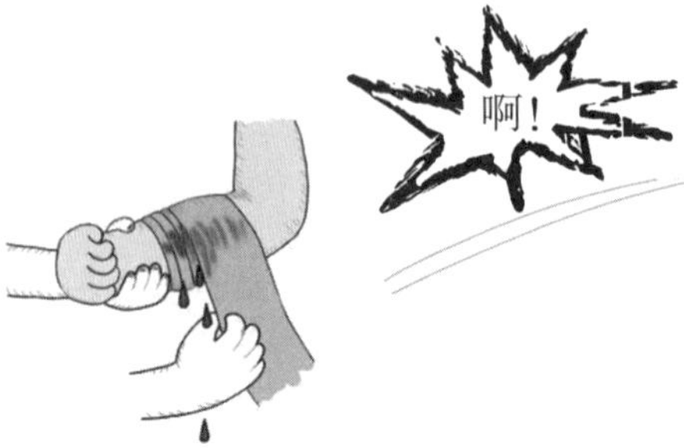

（4）止血带止血法。这种方法只适用于四肢大出血，当其他止血法不能止血时才用此法。止血带应放在伤口的近心端处。由于止血带下需要有衬垫，因此，可将止血带扎在卷起的衣服外面，把衣服当衬垫。松紧应以出血停止、远端摸不到脉搏为宜。另外，每小时要放松1次止血带，放松时间为1～2分钟。没有止血带时，可用绳子、绷带和布条等代替。

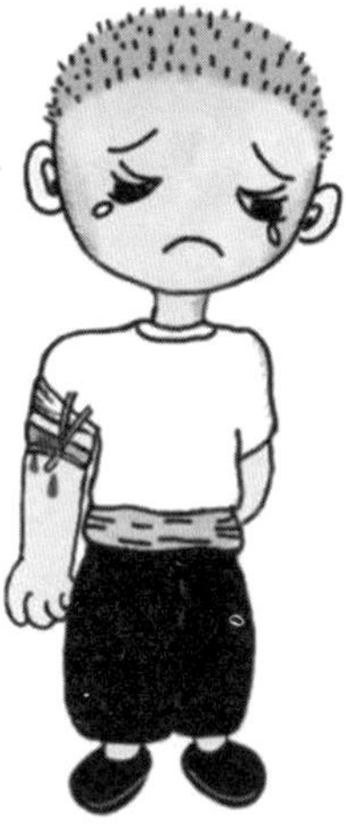

第五节　脊椎损伤“原木原则”搬运

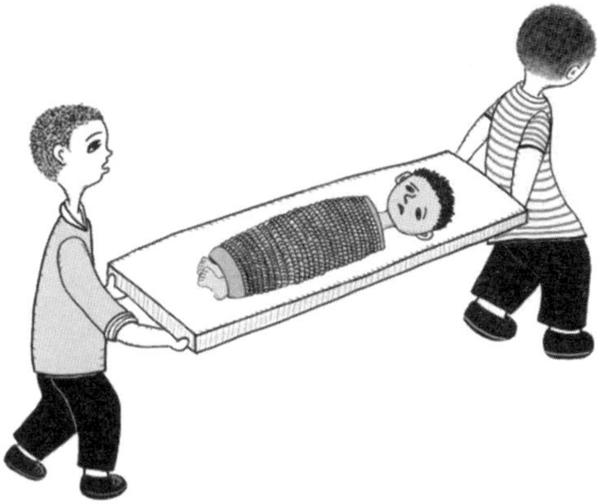

一天夜晚，笔者奉命随医疗队去机场接一名中国驻越南的受伤劳工。该劳工是一名40岁左右的中年男士，在越南修水库时从五米高的地方跌落在土地上，虽然幸运地捡回了一条命，但由于当地医疗条件有限及工友们对伤者七手八脚的慌乱抢救，导致该男士自胸以下的部位不听使唤。在医生询问病情的过程中，他告诉我们，他刚摔下来时手脚还是能动的，但没过多久就不能动弹了。据医生诊断，这是工友们的“好心”办了坏事，这位男士恐怕下半生要在轮椅上度过了。这是一起典型的脊椎损伤导致的截瘫案例，而错误的搬运方法加重了脊椎损伤。

脊椎里的脊髓有许多简单反射的中枢，是神经纤维的走廊。当脊椎受到外力冲击时，脊椎内包裹的脊髓易被牵拉挤压受伤，导致截瘫。当发生高速机动车相撞、急刹车、高处坠落、暴力直接冲击脊椎及重物从高处坠落直接砸到头部或肩部时，若出现双下肢麻木和活动无力或障碍等症状，就要高度警惕脊椎损伤的发生。

在香港，无论大小车祸，赶来现场的医护人员第一时间都会让患者不要动，并帮患者戴上颈托以保护颈椎，再进行相关的询问和检查，可见其深刻的脊椎保护意识。

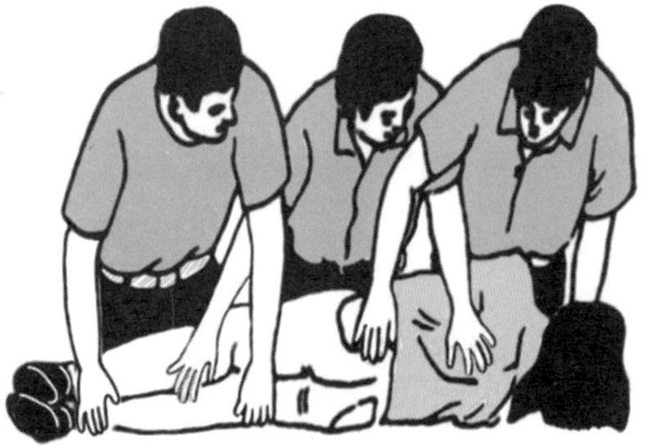

对待脊椎损伤患者的搬运，一定要遵循“原木原则”，即把人当作一根木头，轴线搬运，保证躯干四肢在同一轴线上，千万不能打弯，以免加重病情，造成二次伤害。具体操作过程如下：一般由多人搬运患者，其中颈椎需要一个人专门保护，搬动时动作一致。负责固定颈椎的人喊口令“1、2、3”，当念到“3”时，大家共同发力，将患者平移到硬木板或铲式担架上。

第六节　老人跌倒扶不扶

老人跌倒的后果可大可小，也许连皮都没擦破，也可能发生骨折动都动不了，又或许是心梗脑出血，处理不当很容易错过最佳救治时机。老人跌倒后扶不扶是最近几年来备受争议的话题，扶了怕指责诬陷纠缠不清，不扶又怕错过救治时机而良心不安。

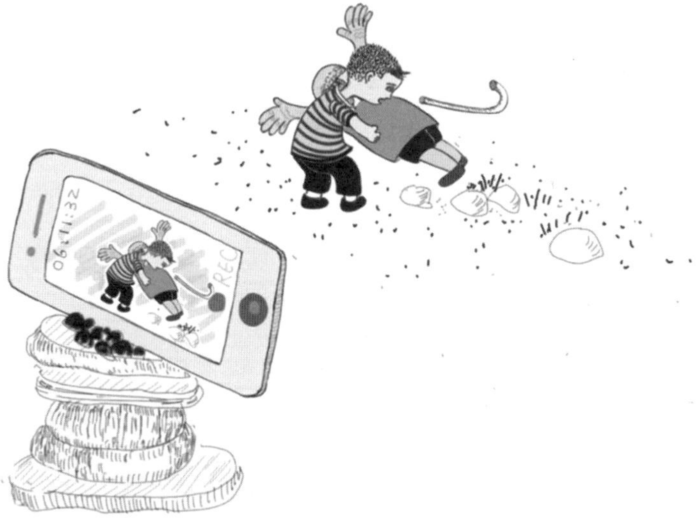

目前国家卫计委公布的《老年人跌倒干预技术指南》中提出：当老年人跌倒时，不要急于扶起，要分情况进行处理。这些情况分为：

1. 意识不清不要扶

呼叫老人，没有反应时不要随意搬动，防止造成二次伤害。此时应立即拨打急救电话，就地采取力所能及的抢救措施。

老人出现呼吸、心跳停止时，将其放平，进行胸外心脏按压和人工呼吸。

老人出现抽搐时，在其身体下垫上外套、围巾等软物，防止碰伤、擦伤；千万不要硬掰抽搐肢体，防止肌肉、骨骼损伤。

老人出现呕吐时，将他的头偏向侧面，帮他清理嘴巴中的呕吐物，确保呼吸通畅。

2. 意识清醒时，看情况扶不扶

如果老人意识清醒，没有任何不适或只有轻微擦伤，可以扶。

如果老人意识清醒，有剧烈头痛或口角歪斜、言语不利、一侧肢体活动障碍等，可能是脑卒中，不扶，立即拨打急救电话。

如果老人意识清醒，有关节异常、肢体位置异常等，可能是脱位或骨折，不扶，立即拨打急救电话。

如果老人意识清醒，有腰、背部痛和大小便失禁等，可能是伤到了脊髓神经，不扶，立即拨打急救电话。

第三章

急诊就医有要求　院前急救很重要

第一节　看急诊为什么也要排队

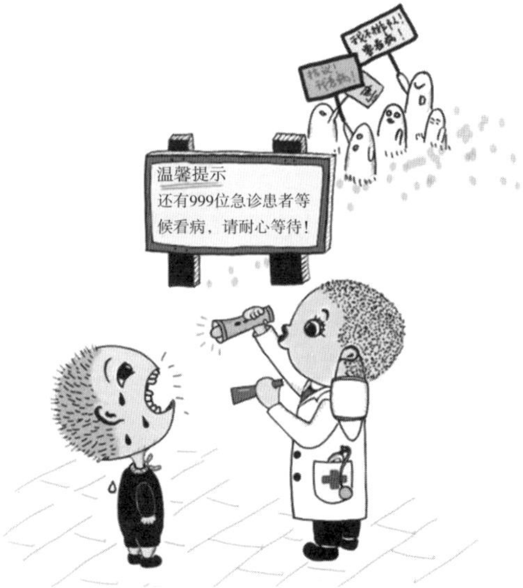

“看急诊为什么也要排队？”笔者不止一次面对这样的质疑，而且询问者来势汹汹。银行排队叫号、超市排队付钱、机场排队安检、旅游景点排队购票、车辆排队过收费站再寻常不过，有人的地方就离不开排队，那看急诊为什么“不”需要排队呢？“因为我是急诊患者啊！”对此患者理直气壮、理所当然地认为看急诊是不需要排队等待的。医院是一个救死扶伤的地方，尤其是急诊中需分秒必争抢救患者。在急诊室这个特殊的地方有两个特殊的概念，一是急危重症，二是分级分诊。

什么是急危重症？我们先来看个例子。例如，小朋友突然发烧，你说急不急？当然急！但不重，一般不会危及生命，家长完全可以来急诊排队就诊。一个肾透析五年的患者，你说重不重？当然重！但不急，甚至不用来急诊，直接去门诊挂号就可以了。但如果发烧的小朋友突然抽搐昏迷了，肾透析的患者因无尿出现高钾，反应迟钝了，那么这两个患者的病都是“又急又重”，甚至有生命危险了，需要马上处理，此时就需优先于其他患者就诊了。

由于急危重症和普通疾病不能等同视之，于是有了分级分诊。通俗来讲，分级分诊就是根据患者病情的危急程度，决定病患就诊的可优先秩序。例如，心跳呼吸骤停、胸痛、呼吸困难和重度创伤大出血等急危重症者要马上救治，高热、呕吐和轻度腹痛等亚紧急患者可优先就诊，而像咽喉疼痛、咳嗽多天和被宠物轻微咬伤等非紧急的患者则会安排在急诊候诊或去门诊就医。

节假日、上半夜或流行病的暴发季节是各大医院急诊的高峰期，候诊区人满为患，喧闹嘈杂，诊室也挤满了患者。但由于普通民众不太能分得清哪些疾病有可能对身体造成严重后果，一旦不舒服，就以为自己得了很急的病。有调查数据表明，到急诊室就医的患者一半以上都是非紧急的。急诊并非“快诊”，分级分诊正是为了保证真正的急诊患者可以在最短时间内获得正确且迅速的医疗和护理而设立的，所以这也是急诊要排队的真正原因。

另外需要指出的是，失眠、蚊虫叮咬、轻微外伤、普通感冒、体检、单纯开药或咨询等都不是急诊范围，希望大家多掌握一些就医常识，把原本就很紧张的医疗资源优先让给危重的、病情不进行紧急处理就会造成严重后果的患者。

请注意：

1. 心跳呼吸骤停、胸痛、呼吸困难和重度创伤大出血等急危重症者要马上救治；

2. 高热、呕吐和轻度腹痛等亚紧急患者可优先就诊；

3. 咽喉疼痛、咳嗽多天和被宠物轻微咬伤等非紧急的患者在急诊候诊或去门诊就医；

4. 失眠、蚊虫叮咬、轻微外伤、普通感冒、体检、单纯开药或咨询等不用看急诊。

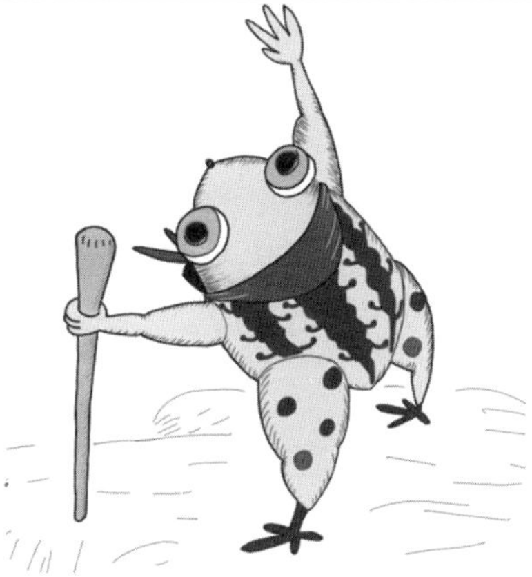

第二节　什么是院前急救

现代急救由三部分组成：院前急救、急诊科的继续救治和危重症监护病房（ICU/EICU）更加完善的救治。

院前急救也叫院外急救，是指进医院以前，在医院以外的任何时间和任何场合所进行的救助。针对各种急危重症以及突发性危机事件，进行科学院前急救，可使患者安全、快速脱离危险环境。若及时对病情或伤情进行快速评估、抢救、护理、转运及途中监控病情，并将患者安全送往医院，则为挽救生命与院内的后续救治赢得时间、创造条件。

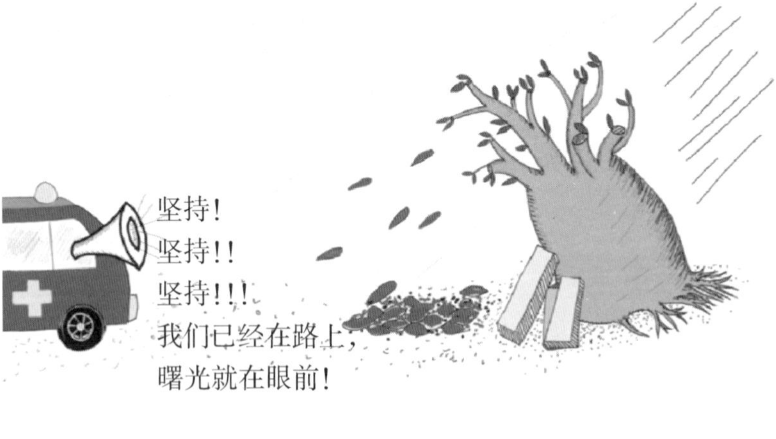

对于院前急救，很多人仍停留在“赶紧把患者拉走”的认识层面。医生在现场救治患者时会被患者的亲朋好友不停地催促，认为去到医院设备多、人手足才是安全的。作为医疗工作者，我们非常理解家属焦急的心情，但是，现场缓解患者症状，才能安全地将患者送到医院。

人们发现，在车祸现场经过初步处理转运到医院的患者救治成功率远高于没有经过处理直接送往医院的患者，烧伤直接去医院远比冲半个小时的冷水后再去医院就诊的患者皮肤损伤程度深，心梗的患者如果不服药缓解病情而贸然搬运可能会引起心肌缺血、心律失常，腹痛的患者如果现场能打针或药物止痛比直接去医院要少受很多痛苦，创伤出血的患者如果及时有效止血的话到医院时就不会失血性休克。从这些示例中，人们充分意识到院前急救的重要性，也促进了现代急救医学的发展。

院前急救不能只指望医生和急救中心。狭义的院前急救是由急救中心和医院来承担的，广义的院前急救除急救中心和医院外，还应包括社区卫生服务中心、医务室以及全民性的自救和互救。院前急救是现代急救医学中不可替代的重要组成部分，是医疗战线的最前沿，是挽救生命的主战场，往往也是最后一道防线。

拿猝死举例，从心脏停搏开始，每延迟一分钟，救治的成功率下降 10%，10 分钟后几乎为零。如果有人在第一时间施以援手，则患者就更有机会存活下去。美国每年平均有 45 万人猝死，早在 20 世纪 80 年代，西雅图的复苏成功率高达 43%；而中国每年有 54.4 万人猝死，复苏成功率却不足 1%。是什么原因造成如此悬殊的差别？很多次当我们开着救护车以最快速度冲到急救现场，看到患者已经停止了呼吸，而周围的人却一脸茫然、手足无措，不知道应该怎么施救时，就深感我国公众不仅缺少急救知识和急救技能，更缺少急救意识。

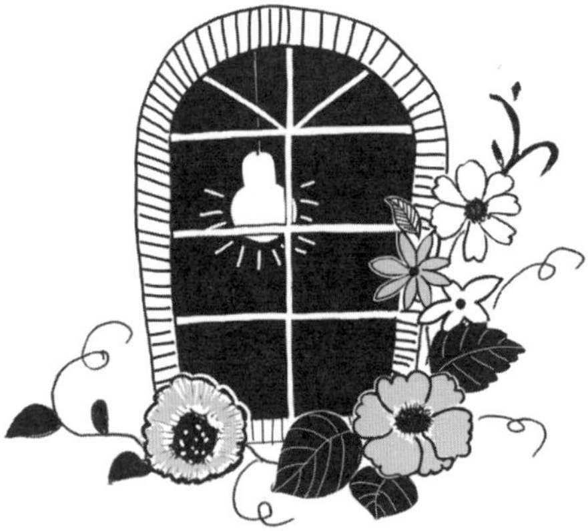

院前急救不能只指望医生和急救中心，要学会急救知识！

第三节 救护车到来前你可以做什么

处于突发疾病或意外伤害之时，拨打 120 急救电话是患者的重要依靠。一位医生说得好：“用好急救电话，120 真的可能成为救命稻草。用不好急救电话，120 也仅仅是一根草。”但现实生活中，错误的呼救方式导致急救延迟、病情加重、急救资源浪费的例子有很多。

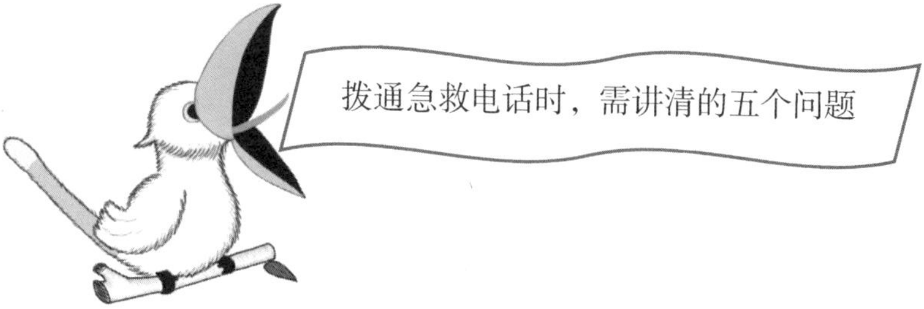

1. 病人是谁

叙述患者的姓名、性别、年龄或大概描述，如老年男性或婴儿。当患者身份不明时，要说明性别及大概年龄。

2. 发生了什么事， 采取了什么措施

面对患者最危重的病情如昏迷、呼吸困难、胸前剧痛和外伤大出血等情况时，需告知 120 调度人员已采取了什么措施及有何效果等。

3. 当前详细位置

告知 120 调度人员发病现场的详细地址、电话号码及有无电梯等。约定等候急救车的详细地点，最好选择就近的公共汽车站、较大的路口、标志性建筑的门口、醒目的公共设施等处接车。如果家中只有一人，可以让保安或物业管理人员去帮忙等候。

4. 伤害的环境及受伤情况

如为灾难事故，必须说明伤害的环境，如交通事故、塌方、火灾、触电、溺水、煤气泄漏等，还必须说明受伤人数、严重程度等情况，以便让医院决定派出的医护人员数量及专业、急救物资配置等。

5. 信息要完整

打急救电话时呼救人员不要先放下电话，要等 120 调度人员询问完整信息后再挂断电话。有不少人只顾着催 120 赶快来，回答问题不耐烦，反而耽误医生了解病情。

打完急救电话，不要傻傻地等待急救车的到来。很多危急情况如心脏骤停、窒息、外伤大出血，往往在短时间内就会致命。而急救车到达现场的时间往往超过 10 分钟，如果现场人员只是等候急救车，不即刻进行现场自救互救，往往会失去最佳急救时机，造成严重后果。

拨打急救电话后，还需要做好的六件事

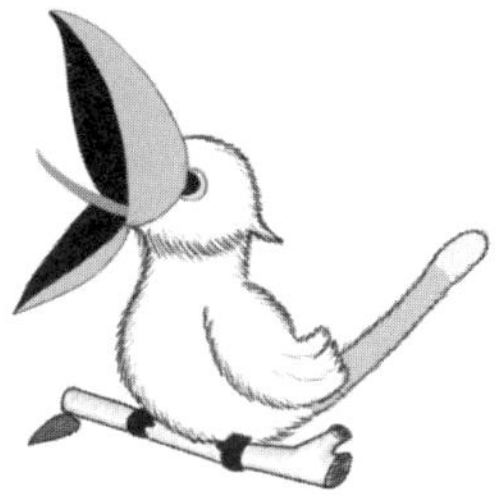

1. 环境安全第一

确保自身安全，帮助伤者脱离危险环境，如煤气中毒者应移到通风处。

2. 所有昏迷患者 （有呼吸）

给予稳定侧卧位，禁止喂药喂水，以免误吸窒息。

3. 气道异物梗阻者

成人或儿童气道异物梗阻，使用海姆立克急救法；婴儿气道异物梗阻，使用胸部冲击＋背部拍击，排出异物。

4. 心脏骤停者

对呼叫无反应且无呼吸者或仅有濒死喘息，为心脏骤停，即刻给予单纯胸外按压或标准的心肺复苏（30 次按压与 2 次人工呼吸，持续进行），直到患者出现反应或急救人员到达。

5. 外伤大出血者

给予压迫止血、包扎，哪里出血压迫哪里。

6. 跌倒

先评估后移动。对所有疑似头、颈椎、脊柱损伤者不要随意搬动。

此外，把就医所需的医保卡、病历、现金等准备好，并将楼梯或走道等处影响搬运患者的杂物等暂时搬走，为抢救提供便利。

第四节　部分国家和地区急救电话号码大展示

由于急救工作的需要，我国邮电部与卫生部于 1986 年共同决定：中华人民共和国急救呼救电话号码为“120”。在出境游流行的今天，你知道其他国家或地区的急救电话号码吗？笔者整理了部分热门国家及地区的急救电话号码，仅供读者参考，如下所示：

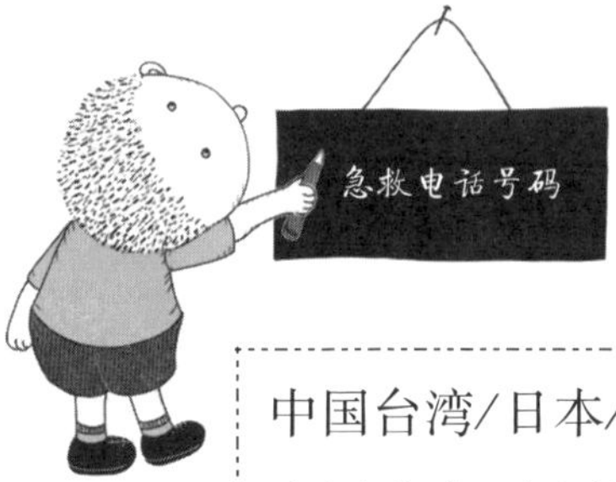

中国台湾/日本/韩国 119

中国香港/中国澳门/马来西亚/英国 999

新加坡 995

泰国 1669

越南 115

法国/德国/意大利/希腊 112

澳大利亚 000

美国/加拿大 911

小贴士　境外急救知多少

（1）如果在酒店发病，应该第一时间让酒店前台联系救护车。

（2）与旅游保险公司电话联系，确定有没有指定合作医院。

（3）去医院看病需要登记核对游客护照信息，请带好护照前去。

（4）如果有过敏史、过敏源请一定要提前说明，这点很重要。

（5）如果需要保险理赔，请保存好医院诊断文件、医生处方和药房发票，旅行结束后连同相关赔付文件递送给保险公司审核赔付。

第四章

输液知识有讲究　配合医护勿慌张

第一节　输液速度越快越好吗

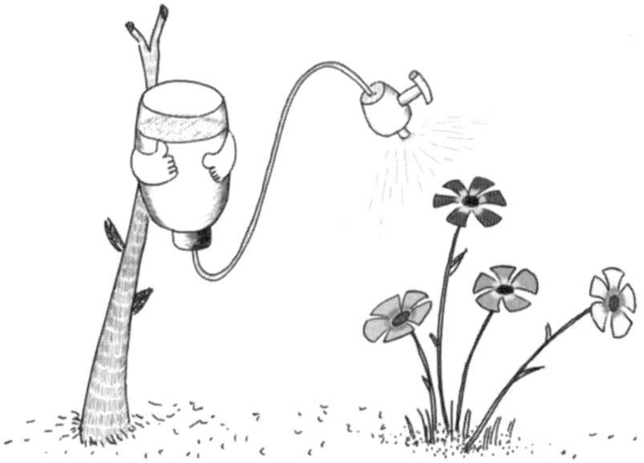

打补液时，患者最关心的就是药液何时能滴完。来输液的人中，比较有耐心的首先是带孩子的家长，一个人抱着孩子唱儿歌，另外一个举着输液架；其次是老人家，带份报纸看看或者和周围的人聊聊天。可是那些心急火燎的急性子患者就坐不住了，盼望着快点滴完，甚至偷偷地将输液器开关开到最大，250mL 的补液半小时就滴完了。

年轻人总是仗着身体好，认为擅自改变输液的速度没关系，殊不知，这是极其危险的做法。擅自改变输液速度不仅会影响治疗，而且也是对自己身体不负责的行为。

静脉输液是利用大气压和液体静压原理将药物由静脉输入体内，是一种非常严格和专业的技术操作。滴注速度必须根据患者年龄、病情、药物性质、输液总量和输液目的等多方面因素确定，而不能单靠患者的感受随意调节。

输液速度过快会导致身体出现什么问题呢？一是会加重心脏负担，尤其是老年人和儿童。人的血液是有一定容量的，如果体内忽然增加太多的液体，心脏排血量就会加大，心脏的负担就会加重。假如液体太多太快地进入身体，就会使心脏工作量突增，进而导致心衰和心律失常。二是可能引起血管炎性病变，甚至影响血管支配的脏器。

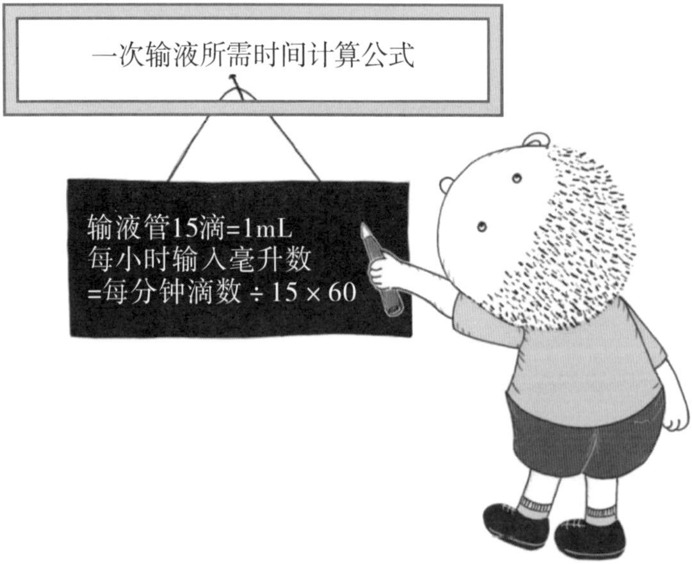
一次输液所需时间计算公式
输液管15滴=1mL
每小时输入毫升数
=每分钟滴数 ÷ 15 × 60

可见，如果输 500mL 的液体，每分钟 60 滴，则约需 125 分钟滴完（500 ÷ 每小时输入毫升数 × 60 = 125 分钟）。250mL 的液体，每分钟 80 滴，那么约需 47 分钟滴完。

输液速度并不是固定不变的，还需要结合病情进行相关设定。对于成年人而言，普通药液比如一些消炎药、补充电解质等，速度一般在 60 ~ 80 滴/分钟；而脱水用的药物像甘露醇等，则需要把开关开到最大才能起到作用。不过，刺激血管的药物、脂肪乳等肠外营养药物、血液制品等则输液速度要相对慢一点。12 岁以下的儿童及老年人，由于器官发育不完全或身体器官功能降低，输液速度一般控制在 30 ~ 40 滴/分钟为宜；发热、急性胃肠炎、休克或一些危重病情输液速度可适当加快。

在某些特殊情况下，降压药和降糖药等不必完全滴完，需根据具体情况控制。以降压药为例，滴注时，常常会采用微泵或调速器精确控制输液速度。不少老年人总是眼巴巴地望着输液管，掰着手指头数数，一次又一次向护士抱怨：“这么慢要滴到何年何月啊？”其实这是根据具体血压来调控输液速度的，血压稳定了就不需要再滴降压药。所以，要慢慢滴，不能着急。降压太快的话，反而会引起头晕、反弹快等不良后果。

患者在输液时如果想调整输液速度，应先询问医护人员，告知自己的感受和需求，他们再酌情调整。患者切不可随意调节输液速度，以免影响治疗效果。

第二节　小儿头皮静脉输液可怕吗

宝宝长到六个月时，来自母体的抗体会逐渐减少直至消失，抵抗力开始下降。这个时候，如果遇上季节交替或者传染病高发期，宝宝就很容易受感染而出现反复发烧及拉肚子等症状，情况严重时，输液治疗在所难免。

一岁半以下的宝宝若需要输液，护士往往建议在头皮静脉注射。此时，“打头”在家长们的耳朵里就是一颗被引爆的炸弹。家长们的表现常常分为三种类型：第一种是坚决拒绝型：“打头？绝对不行，不行！”一边摇头，一边抱着宝宝找医生商量能不能改打屁股针。第二种是商量谈判型：“打头？不好吧。能从手脚处找地儿吗？”一手捂着宝宝的头，另外一只手捉住宝宝的脚。第三种是无奈退让型：“一定要打头？那也只好这样吧。”无奈地把宝宝放在床上，宝宝被压着手脚哭闹得厉害，大人也跟着抹眼泪。总之，几乎没有家长是主动愿意给宝宝进行头皮静脉输液的。

针扎在宝宝身上，却痛在家长心里。对输液知识缺乏了解的家长，更是忧心忡忡：怕液体和药物输入头皮血管会产生不良反应，怕护士技术不过关，怕宝宝头上鼓包，担心头皮血管不容易固定等。

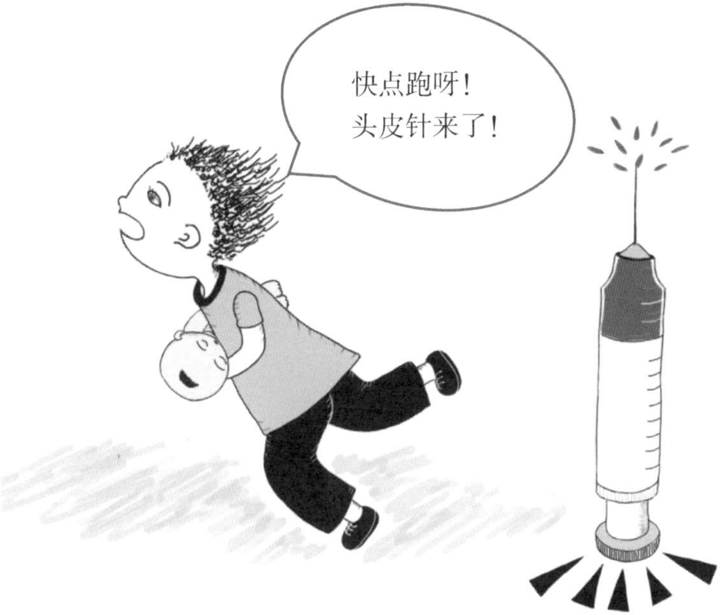

护士给宝宝选择头皮静脉输液其实是有原因的。头皮静脉输液更易进针和固定。一岁半以下的宝宝个头还非常小，加上如今绝大部分宝宝营养状况良好，肥胖小儿特别多，细小的表浅静脉均被四肢厚厚的皮下脂肪掩盖，除头部外，身体其他部位常常无法看到血管。何况，就算看到了细细的血管，宝宝手脚小不容易固定，甩多几下踢多两次就滚针

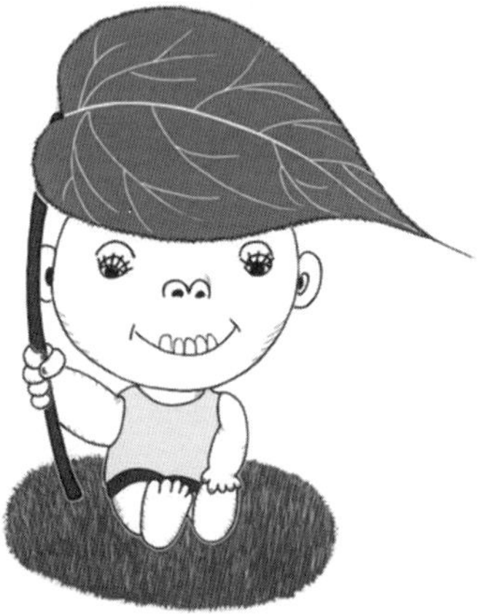

了。这就是护士会首选给宝宝头皮静脉输液的主要原因。

宝宝的头皮静脉表浅，毛细血管丰富，血液循环快，药物可以更快地发挥作用；针打在头上时，容易固定，宝宝看不到，很快就会把打针这件痛苦的事忘掉，吃喝玩耍不受影响。尤其在天气寒冷的时候，针打在头上还利于保暖。宝宝的头皮静脉输液，实际效果是家长省心，也便于治疗和护理。

由此可见，相对于宝宝身体其他部位而言，头皮静脉输液的安全性会更高些。

但是，给宝宝头皮静脉输液离不开家长的配合。一岁半以下的宝宝不合作态度十分明显，非常依赖家长，再加上宝宝理解能力和语言表达能力不强，医护人员很难和宝宝进行语言交流。

如果宝宝哭闹不止，家长就会更为紧张、焦虑，反复询问医生、护士，怕这怕那……错误认识和不良情绪不仅直接影响护士的心理，还可能会影响穿刺质量，进而耽误宝宝病情。

其实宝宝哭闹、挣扎得厉害，并不是打针疼痛造成的。如果家长配合得好，转移了他们的注意力，进行头皮静脉输液时宝宝就不会哭闹了。此外，宝宝两岁后慢慢能理解为什么要打针，喜欢被大人鼓励，大部分能够主动配合。

一岁半以下的宝宝常常哭得厉害，可能是身体不舒服又没有其他的表达方式，或者被人压着吓哭，又或者是被家长的紧张情绪传染导致恐惧。因此家长的态度非常重要。家长应该配合护士，按住宝宝的膝盖避免蹬踢，可以采用听音乐、讲故事、看动画片、夸奖宝宝勇敢等分散注意力的方式，减少宝宝的恐惧感。有些家长站在一边，不忍心按压宝宝或者认为护士更有按压经验，就完全交给护士。其实这是一个误区，宝宝看不到家长时，会更为恐惧。当然，家长也要理解信任护士。理解信任是一种力量，护士会竭尽全力一针搞定以减少患儿的痛苦。

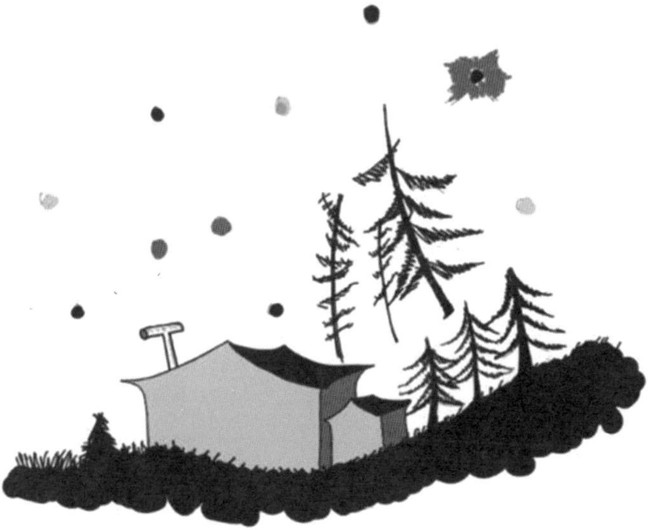

第三节　输液前须吃点东西

孙大爷因感冒、发烧、咳嗽到医院就诊，刚输液没一会儿，便出现头昏、心悸、出汗、恶心等症状。经询问得知，孙大爷前一晚没睡好，并且没吃早餐。于是护士赶紧减慢了输液速度，并让其吃了些食物。

不少患者有类似的经历，出现这些问题时家属总是质疑医院配制的药物是不是出现了问题。其实药物没问题，空腹输液才是罪魁祸首。

人在空腹状态下往往代谢活动较弱，外界刺激（如在手背上作静脉穿刺）让机体“觉醒”，随之产生一系列生理反应，如肾上腺素分泌增加，使心跳加快、血压升高、机体敏感性增强等。加上输液，患者如果本身食欲差、体质弱，就很容易出现头晕、恶心等症状。患者在空腹状态下输液还可能引起低血糖反应，出现面色苍白、心跳加快、出冷汗等症状。如果患者空腹时间较长，低血糖还会进一步引起交感神经兴奋和肾上腺素分泌增加，使上述症状加重。

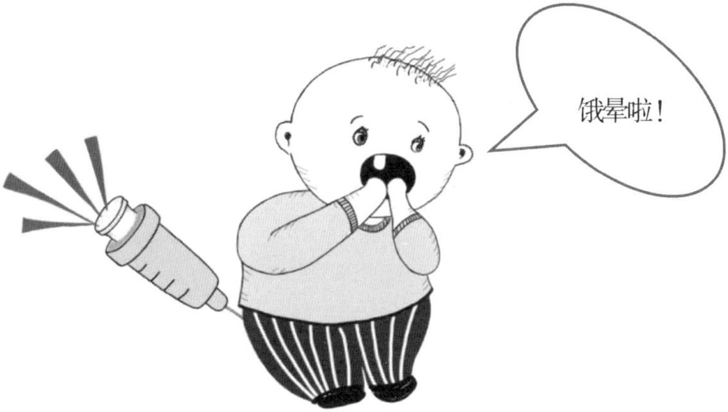

空腹输液除了引起患者身体的不良反应，有时还会诱发药物不良反应的发生，或者使原有的药物不良反应症状加重。如果患者空腹输液的药物是青霉素、阿奇霉素、环丙沙星、左氧氟沙星等，消炎药刺激胃黏膜后，胃肠道反应会很明显。

高龄、体弱多病者以及糖尿病、高血压、冠心病、中风患者尤其要避免空腹输液，因为这类人群维持血糖稳定的代偿功能比较弱，在不及时进食的情况下，更容易出现低血糖反应。

因此，年老体弱者，特别是患有糖尿病、冠心病、高血压、中风的老年人，输液前一定别忘了吃点东西。

第四节　输液滴完回血会进空气吗

“打完啦！回血啦！要进空气啦！快来呀！”输液室里经常回荡着类似的惊慌失措的声音。

其实患者不必慌张，因为血液是有压力的，输液完毕护士没有及时拔针时会有一小段回血，但空气不会进入输液管，对身体一点影响也没有。只有在输两组液体之间，如果不及时把上一组液体换下来，又没有排气就接着输第二组液体，那么已经进入上一组液体输液管的空气就会强行输到血管里。

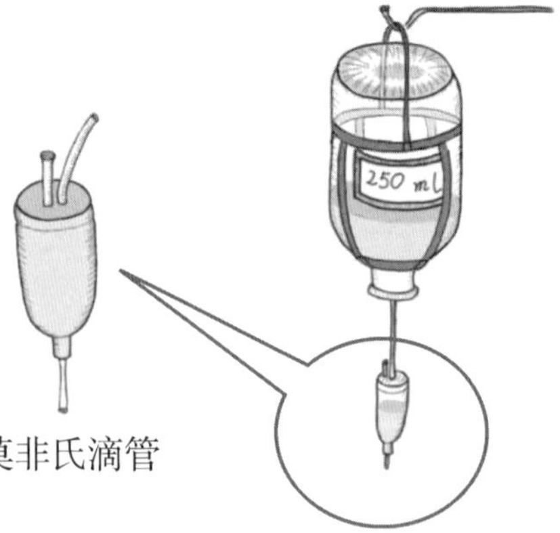

莫非氏滴管

产生回血的原因是血管内血液压强高于输液管内药液的压强。要使血液不回流，必须抬高输液袋的高度，增大药液因重力产生的压强。但抬高输液袋高度的同时要保证莫非氏滴管不倒举，否则会进空气。

那么有空气进入血管，会不会有危险？

大概从莫非氏滴管到针头那么多的空气进入血管才会致人死亡，一点点的小气泡或一点点的空气，能够被输液器末端的滤网拦住；就算不慎进入血管，一般会溶解在血液中，肺部自然就将之过滤了，不会导致明显的空气栓塞，所以患者不用担心。

目前大多数医院都使用一次性自动止液输液器，药液输完就自动停止了，空气完全不会进入血管。

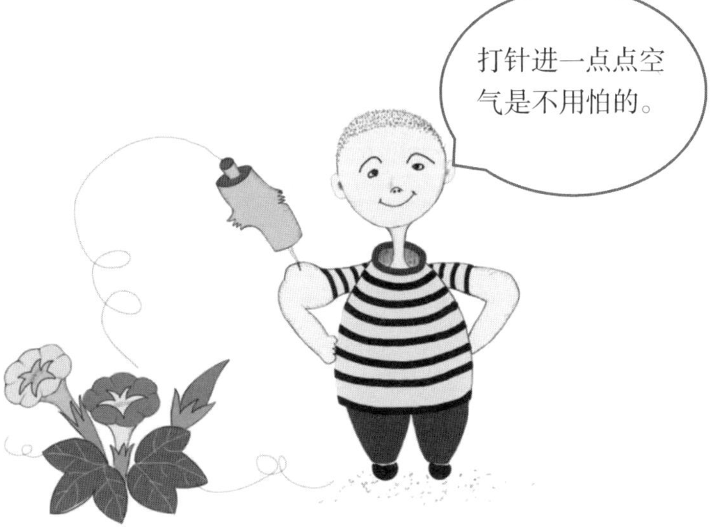

第五章

错误急救要人命　妥当看护须谨慎

第一节　心·梗咳嗽能自救纯属杜撰

2016 年 6 月 29 日，天涯社区副主编金波在下班途中突然晕倒，抢救无效死亡，年仅 34 岁。

2016 年国庆假期还没结束，就惊闻噩耗：国内移动医疗行业的领军企业“春雨医生”的创始人张锐不幸去世，年仅 42 岁。

夺走金波和张锐生命的元凶正是心梗，因而“心梗十秒自救法”——用力咳嗽再次火遍朋友圈，甚至被很多人当作救命良方牢记于心：

当你独自一人时，突然感到胸口一阵剧痛，可能是心脏病发作了，四下无人，不要惊慌！不停咳嗽，用力咳嗽！每隔大约两秒，要做一次吸、一次咳的动作，要做到救护车赶到，或已经感到恢复正常，才能休息。

此法其实存在诸多谬误，甚至有些医护人员也被误导。虽然经过多次辟谣纠错，至今仍不时死灰复燃。此法真的能救治心梗吗?

心梗咳嗽后果严重!

第一，反复深呼吸和咳嗽会明显增加体力消耗，而心梗患者不能剧烈运动，这是因为心肌梗死是由于心脏的血管堵了，本来心脏处于供血不足且产生了心肌坏死的情况，这时再拼命地呼吸咳嗽，心率会加速，从而增加了耗氧量，加重心肌缺血和坏死的程度，增加心搏骤停的风险。

第二，“咳嗽法”的一个周期不少于 3 秒，一分钟最多 20 次。要保证效果，咳嗽频率不能少于 100 次/分钟，完全无法满足脑部供血需要。

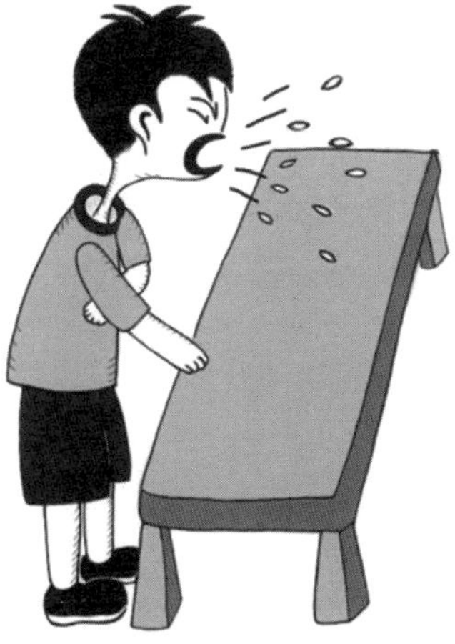

心梗急救牢记两个“120”：

（1）要打120（急救）：一旦出现持续的胸痛可能提示突发急性心梗，应立即拨打120，不要有任何犹豫和迟疑！

①交通工具必须能平稳转运，患者应避免起床，情况相对稳定时以担架运送。

②运送途中可持续或间断使用硝酸甘油，吸氧，并嚼服一片阿司匹林（150～300mg）。

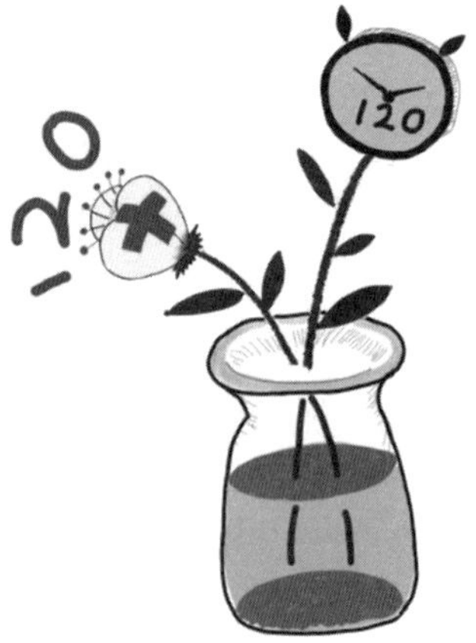

③人体一旦出现心梗，患者每分每秒都有成千上万的心肌细胞死亡，早一秒疏通血管，就多一分希望。为了患者的安危，家属一定要信任医生，并配合医生工作，尽快签字，尽早介入手术放支架。

（2）要抢先120分钟（自救）：从发病开始算，理想的时间是120分钟内。如果发生心肌梗死，必须要认真对待。

①患者首先应严格卧床，保持安静，避免精神过度紧张；严禁搬动，因为任何搬动都会增加心脏负担，危及生命。

②如有供氧条件，应立即给予吸氧。没有氧气可吸，

就把窗户打开，让患者呼吸到新鲜空气。

③如患者心脏突然停止跳动，家人切不可将其抱起晃动呼叫，而应立即采用拳击心前区使之复跳的急救措施。若无效，则立即进行胸外心脏按压和人工呼吸，直至医生到来。

把握黄金救治时间，莫让时间成为生命的阻碍。尤其是患者自己，是“生死营救接力赛”的第一棒，一定要重视。

第二节 倒挂溺水者控水是坑人

每到夏季，倒背溺水儿童的图片和相关文章就会疯狂刷屏，说此法能救人，溺水 1 小时内都有效。而事实是，此法无效且有害，图片中儿童已死亡。

对溺水者不应该控水，原因如下：

第一，对于溺水时间短、立马被救上来的患者，他们往往神志清醒或者还有心跳呼吸，患者能够自行吐出胃内的水，完全没必要控水。控水的过程排出的是喝进胃里的水，肺里的水无法控出。

第二，如果是溺水后呼吸心跳停止的患者，当务之急是立即对其进行心肺复苏而非倒挂控水。绝不能因为控水而造成心肺复苏的延误。

第三，溺水时人肌肉松弛容易发生呕吐，一倒过来呕吐物就容易阻塞气道，加重缺氧。

因此对溺水者只有心肺复苏可以救命。

人溺水时，2 分钟后大脑便会失去意识，4 ~6 分钟后身体便遭受不可逆的伤害，如果现场施救者用的是错误的急救方法就会延误抢救，等急救人员赶到后，就算华佗再世也无力回天。

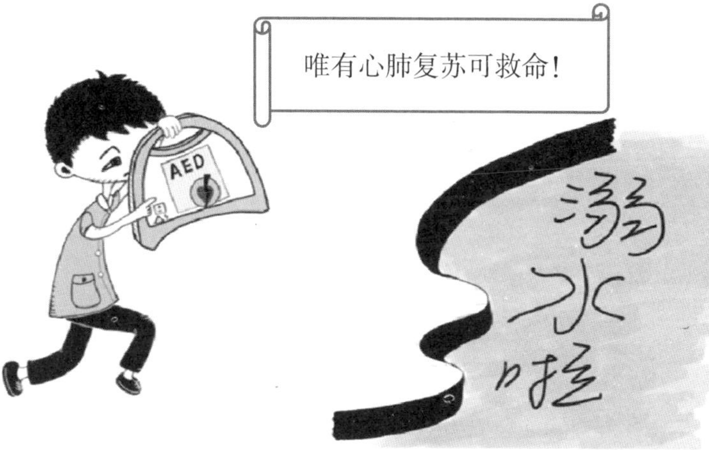

由于溺水的根本机制是缺氧，故只有心肺复苏才能救命。但要注意的是，这里的心肺复苏是按照 A－B－C 的顺序（即 A 开放气道—B 人工呼吸—C 胸外按压），而不是第二章所讲的对猝死患者急救采取的 C－A－B 顺序。为什么呢？因为绝大部分猝死患者的心脏骤停，都是心脏先停，呼吸再停，所以应先做胸外按压。而溺水者却是窒息性心脏骤停，呼吸先停，心脏再停，心跳停止是被呼吸停止连累的，所以急救的关键就是恢复呼吸。

对溺水者进行急救的具体做法是：对溺水者先进行 5 次人工呼吸，再进行胸外按压 30 次，随后 2 次人工呼吸，继之 30 次胸外按压，随后 2：30 循环。成人按压的位置是两乳头连线的中点，两手掌重合，掌根用力，利用身体的力量，以 100～120 次/分钟的速率来进行按压，要使胸骨下压 5～6cm，这样可以促使心脏排血到心、肺、脑等重要器官。如果是 1～8 岁的儿童大约下压 5cm，婴儿按压的深度为胸部前后径的 1/3。

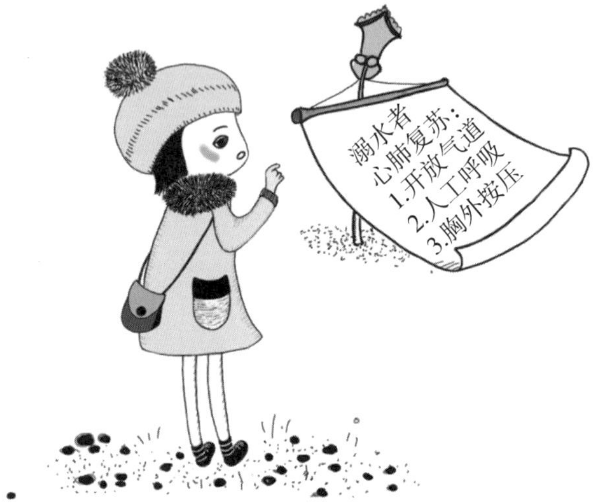
溺水者
心肺复苏：
1.开放气道
2.人工呼吸
3.胸外按压

一个人溺水后能不能被救回来，关键在于心跳呼吸骤停后的 4～6 分钟，因为脑细胞循环停止 4～6 分钟就会发生严重损害，所以这段时间是拯救生命的黄金时间。

第三节 烫伤——第一时间不是往医院跑

天有不测风云，人有旦夕祸福。我们不但要防止“引火烧身”，还必须有处理烫伤的常识。在许多烫伤事件中，由于急救中的一些不恰当做法，给烫伤者带来“二次损伤”。

一个小伙子工作时被蒸汽喷到，他赶紧脱了衣服，被工友送到急诊。虽然一分钟没耽误就来医院了，却没在第一时间用冷水冲洗受伤部位。在留观的两天中，皮肤上一茬一茬地隆起水疱，自动破溃或医生挑破抽水。创面越来越大，感染的风险也随之增加。如果当时能用冷水冲洗半小时的话，受伤程度会大大减轻。

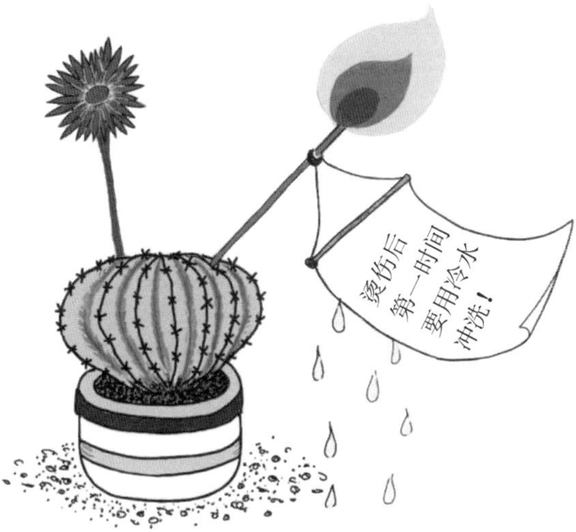

儿童的烫伤更是让家长手忙脚乱。5岁的小童爸爸妈妈是开早餐铺的。一天小童早早地醒了，迷迷糊糊地一条腿踏进了豆浆锅里，导致大面积的烫伤，吓得家长赶快抱着孩子往医院跑。如此大范围的烫伤，社区医院根本不敢收治。当小童被送到医院时已经奄奄一息，呈休克状态了。孩子的衣服和皮肤粘在了一起，不小心的话就会扯下脆弱的皮肤，裸露出来的地方已经显露出大小不等的水疱，有的水疱甚至破了流出黄色的液体。孩子自屁股以下几乎没有一处完好的皮肤，就连阴茎也烫得起水疱了，不知会不会影响以后的生殖功能。经过医护人员的日夜救治，孩子终于转危为安。可是每次换药时，孩子撕心裂肺的叫喊声都会让整个病区心惊胆战。

治疗烫伤的“民间偏方”可谓无奇不有，笔者见过涂红药水、紫药水的，涂酱油、麻油的，沾锯末的，泡洗洁精的。最过分的是一位厨师的背部被蒸汽烫伤，老板给他涂了满背的香油还洒了些白砂糖，说这是治疗烫伤的“独家秘方”。这位被烫伤的厨师就这样“滴滴答答”地过来急诊，“独

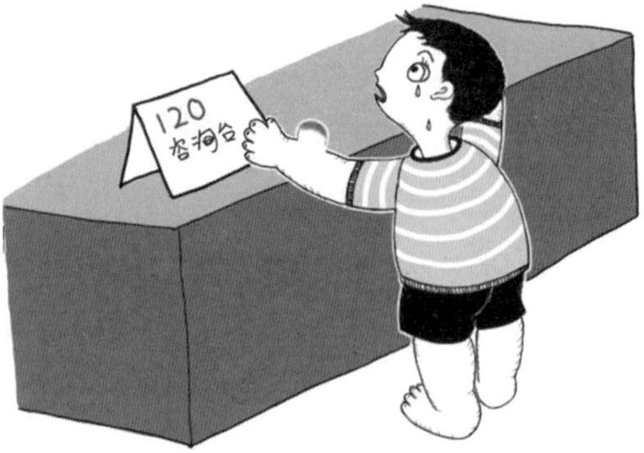

家秘方”搞得清创室香飘飘，破损的水疱沾满了亮晶晶的白砂糖。这样的“民间偏方”不仅无一例外地影响了医生对烫伤严重程度的判断，还会因为冲洗伤口延长救治时间。

小贴士 烫伤第一时间——冲、脱、泡、包、送

冲：用冷水冲洗烫伤创面 20 ~ 30 分钟，在冲洗的过程中应该注意流水冲力不应过大，要尽量保存烫伤后水疱的完整性。

脱：边冲边用轻柔的动作脱掉烫伤者的衣服，如果衣服粘住皮肉，不能强扯，可以用剪刀剪开。

泡：用冷水浸泡创面。

包：用干净的布、衣物包扎伤处。

送：尽快送到具有救治烫伤能力的医院治疗。

第四节 异物扎入身体切勿草率拔除

在平时的工作生活中，异物扎入身体的情况并不少见，但不少人并不懂得该如何处理。如果选择拔掉异物的做法，可能会使血液流得更多，而类似这样的“热心人”不少。

当异物扎入身体后，对伤口表面异物的处理，应视异物的大小，采取不一样的急救措施。

（1）如果是被筷子、匕首、钢筋、大块玻璃等异物扎入身体，则采取以下措施：

①在异物两旁加上敷料，也可以把敷料剪洞，套过异物，盖住伤口，压迫止血。

②将敷料卷放在异物两侧，或用三角巾做一环形圈套过异物，将异物固定。如果异物过长应设法锯断，但不能在现场拔出。

③用绷带、三角巾包扎，不能让异物活动，以免越扎越深。

④送院处理。

注意：严禁直接拔出，否则可能造成伤口大出血、神经损伤、内脏损伤等情况而加重病情。

（2）如果是泥沙、碎玻璃、蜜蜂刺等表浅异物扎入身体，则采取如下措施：

①将异物剔除，用清水冲洗伤口后，再用消毒液消毒伤口。

②保证伤口干洁，进行包扎。

此种情况下应注意，如果创面较大且脏时，建议将患者送到医院清创包扎。

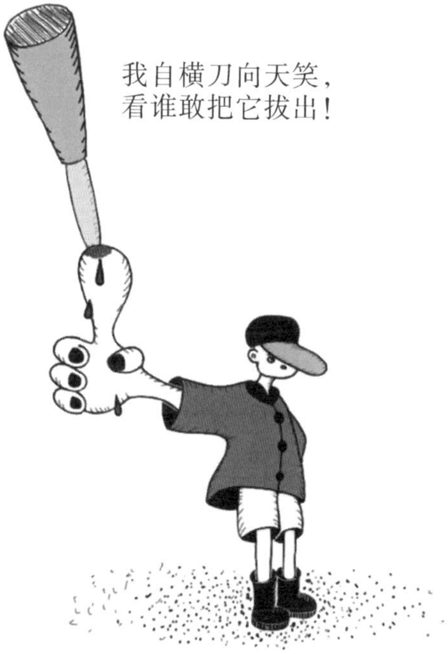

第五节 道别红药水、紫药水、酒精和碘酊

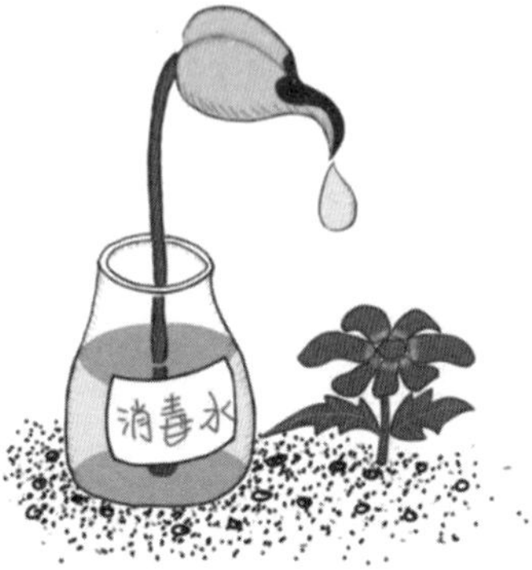

各种档次的家用急救包在网上卖得不亦乐乎，大都以止血包扎固定使用的药品为主，并配有用于外用消毒的消毒棉签或棉球。要真有个什么小意外的话，比如不小心跌倒，手脚破了皮，或菜刀切到手出血了，额外备一瓶外用的消毒剂在家十分有必要。

说起外用消毒剂，大多数老人家、中年人最先想到的是红药水、紫药水，年轻人也许最先想到的是酒精、碘酊，那么，家里应该准备哪种消毒剂才最好呢？

1. 逐渐淡出视野的红药水

先说说我们最熟悉的红药水。红药水，即红汞，又叫红溴汞、汞溴红，俗称“二百二”，以前是家庭小药箱不可或缺的成员之一。红药水是由汞和溴合成的一种有机化合物，其中的阳离子汞能与细菌蛋白质结合，影响细菌的代谢过程，从而达到抑制细菌增长的目的。现在红药水正逐

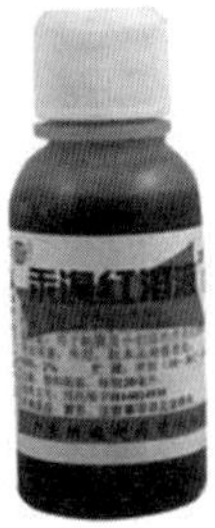

渐淡出人们的视野，主要原因有四点：第一，红药水穿透力很弱，抑菌作用较弱，消毒效果并不可靠。第二，红药水是含有重金属汞的有机化合物，对人体有毒。尤其不能用红药水去给大面积伤口消毒，以免造成汞中毒。第三，汞会污染环境。第四，对汞过敏者还会引发接触性皮炎。

2. 正被淘汰的紫药水

紫药水是由龙胆紫（甲紫）和水配制的溶液，和红药水是同一时代的好兄弟。紫药水具有抑菌、杀菌、收敛作用。关于紫药水，近年来国外医学家进行了细致的研究，发现它有一定的潜在致癌性。英国卫生部门也因此对紫药水的使用范围和包装说明作了新规定，通告中将紫药水的使用范围缩小到只能用于局部未破损的皮肤，指出应避免使用紫药水涂抹于口腔、肛门、尿路等黏膜处或破损的皮肤伤口上，以防诱发癌症。另外紫药水收敛性较强，易使创面结硬痂影响渗出物的排出，同时使痂下细菌繁殖，反而会使病情加重，故不能用于较深的创口、化脓性伤口及大面积烧伤、烫伤创面等的消毒。因此，紫药水也正逐渐被淘汰。

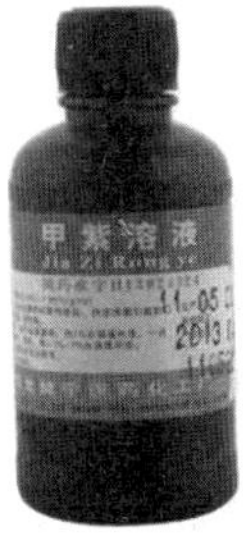

3. 酒精消毒靠谱吗

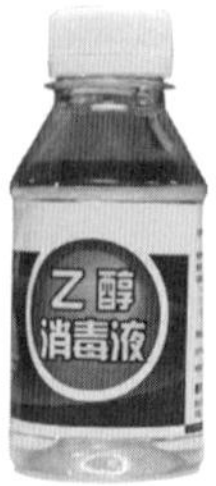

酒精，就是乙醇。人们常常有一个误区，认为酒精浓度越高，杀菌能力越强，其实浓度为75%的酒精杀菌能力最强。但酒精有两个缺点，一是易挥发，浓度改变后杀菌效果无法保证；二是用它来给创面或较深的伤口消毒，会疼得半死。因此，酒精也不可靠。

4. 碘酊与碘伏， 你分得清吗

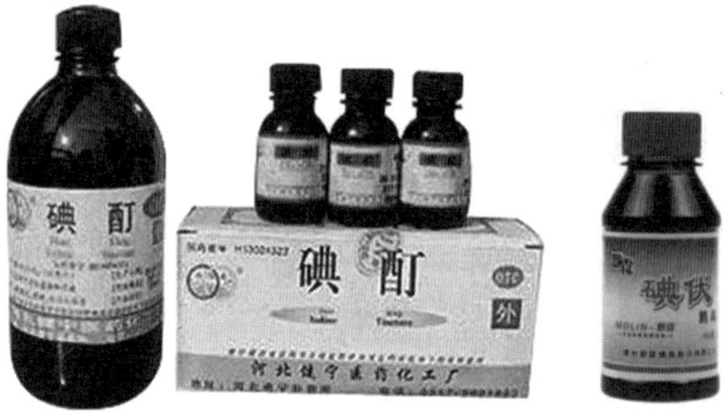

碘酊，俗称碘酒，含有碘、碘化钾及乙醇等成分。杀菌力强，但刺激性也强。用于皮肤消毒时，应使用浓度为75%的酒精进行脱碘，要不然会烧伤皮肤。使用碘酊时要注意以下四点：①不宜用于破损皮肤、眼及口腔黏膜的消毒。②新生儿慎用。③禁止与红药水同涂一处皮肤，以免生成碘化汞腐蚀皮肤。④对碘过敏者，外涂可致敏。碘过敏者禁用。

现在最流行的是使用碘伏，其有效成分也是碘，虽然知名度远没有前四者高，但它具有自身独特的优点，如杀菌作用迅速，对皮肤、黏膜、伤口没有刺激性，用途广泛，无色素沉着，不用脱碘等。

小贴士　如何选择最合适的消毒剂

目前医院最常用的是安而碘，其中安而碘Ⅱ型以有效碘、乙醇和醋酸氯己定为主要有效成分，故适用于普通皮肤消毒。对于安而碘Ⅲ型，其主要有效成分以有效碘和醋酸氯己定为主，可用于皮肤黏膜的消毒。

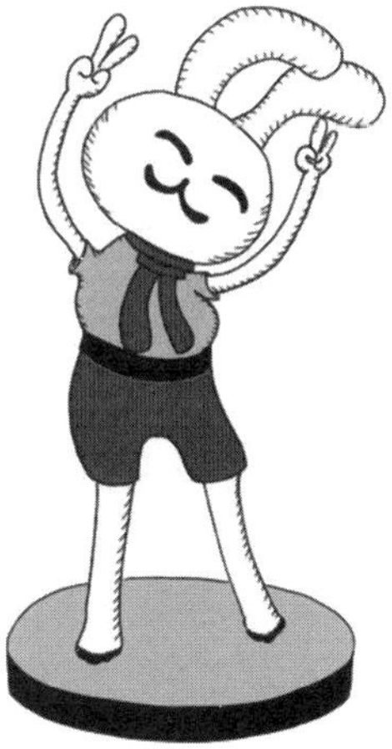

可见，花几块钱，在家常备一小瓶碘伏或安而碘Ⅲ型，是一个不错的选择。

第六节　鱼刺卡喉，醋和馒头帮倒忙

鱼刺卡在喉咙里，生活中很常见，医院每天都会接待不少此类患者。有些人说要用醋，有些人说用饭撑下去，到底应该如何正确处理呢？

某一天午饭时间刚过，一个小男孩一把鼻涕一把泪地跟在妈妈后面来到了急诊室。原来孩子被鱼刺卡住了，

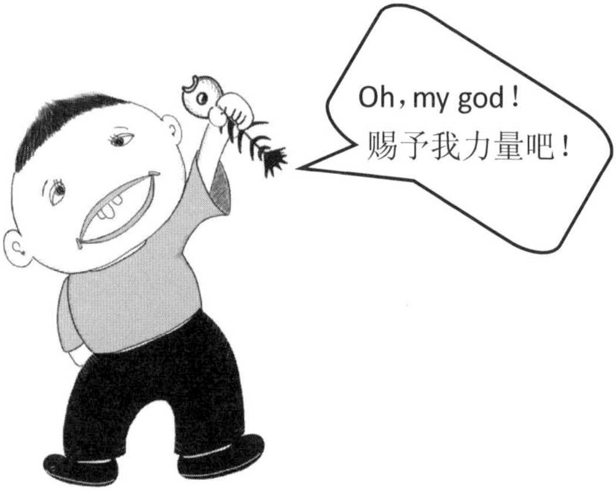

妈妈不管是灌醋还是塞馒头，小家伙仍然说不管用。折腾了一通后，突然发现孩子的口水里夹着红色的血丝，这可吓坏了妈妈，赶快带他来医院检查。

经五官科医生一番检查，可以看到鱼刺卡在喉咙稍下一点的位置，医生轻而易举地就夹出了鱼刺。孩子不再哭闹，家长也长舒了一口气。

一般来说，卡住鱼刺的位置有三个：左右扁桃体处、喉咙梨状窝处和食道。前两个部位比较浅，只需用镊子就可取

出。但如果处理不当，鱼刺就会“走”到更深的地方，卡在食道里，此处位置较深，且食道两侧都有血管，稍有不慎，就可能刺破血管。鱼刺卡喉时，很多人会采用塞馒头、喝醋等土方法，这些方法对付细软的鱼刺可能有用，因为可以将其推入胃内。但如果鱼刺大且坚硬的话，采用这些方法只会使鱼刺越扎越深，甚至刺破食管或大血管，造成生命危险。另外，醋呈酸性，虽可软化钙质，但需要较长时间。很多人一喝就咽了，与鱼刺接触时间短，达不到软化的效果。

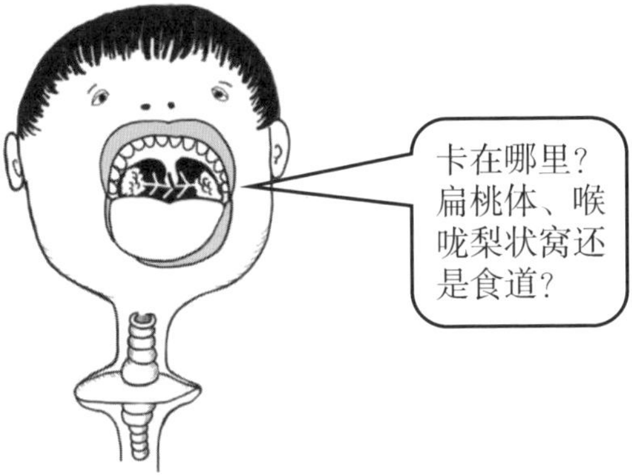

上文那个小男孩的喉咙里，卡住的是一根一厘米左右的稍硬的刺，在被塞馒头时划伤了黏膜表面的毛细血管，使口水里夹带血丝。如果是硬刺或是骨头之类的话，这种处理方法就很危险了。笔者在读大学时曾经遇到过一件类似的事，一位师兄因为误吞了一块猪骨头，被刺破食管后方的大动脉，最终因出血过多而死亡。

正确处理鱼刺卡喉的方法是：

首先，立即停止进食，减少吞咽动作。如果是孩子，不要让其哭闹，以免将鱼刺吸入喉腔或食管。

其次，低头大弯腰，做猛咳动作，或用勺子压舌根，诱发呕吐，如果鱼刺刺入软组织不深，就可被挤压喷出。

再次，如果仍然无效，可以用汤匙或牙刷柄压住舌头的前部分，举起手电筒或小镜子，仔细观察喉部，发现鱼刺可用镊子夹住，轻轻拔出，如卡刺者咽部反射敏感，恶心难以配合，可以让其张开嘴，发“啊”的声音，以减轻不适。

最后，如果还是没有解决，说明鱼刺的位置较深，不易发现，这时就要及时到医院就诊。医生使用专业器具，取出鱼刺仅需几分钟。

第七节　醉酒，不能不管

春节是合家团聚的日子，放假前两周，在公司年会和朋友聚会的共同带领下，大家便开启了节日模式——胡吃海喝。无酒不成席，因此一边是“酒逢知己千杯少”，一边是“今朝有酒今朝醉”，好不热闹。不用多说，不省人事的醉酒者自然不在少数。

2016 年春节期间，笔者遇到三例反流性窒息的醉酒者抢救的真实案例。

其中一例是一名 16 岁的男孩，高一寒假期间，在同学家聚会，喝多了，睡在同学家，几个小时后仍然没有醒来，被同学家长发现时，男孩已经面色青紫，呼吸困难。救护车赶到后，医护人员从他嘴巴里吸出大量肉丸、包子、青菜等食物残渣。送到医院后，医生再次从他的气管和肺里吸出大量食物残渣。随着气管异物的清除，男孩子面色慢慢好转，但由于窒息时间较长，第二天仍然处于昏迷状态。家长捶胸顿足，却无济于事。

一、看护醉酒者误区——置之不理

有人认为对于喝了酒处于兴奋期的醉酒者要照顾，因为他们有可能胡言乱语或者行为不受自己控制，容易伤到自己。但是对于那些处于昏睡期的醉酒者，认为睡一觉醒了就好了，所以就让醉酒者呼呼大睡，不去管他。这样做显然不对，就像案例中的男孩子，让人追悔莫及。

有人认为在医院就是安全的，看护醉酒者的责任完全在于医生、护士。其实，任何一家医院的医生、护士都不可能时刻守在某个患者身旁，所以为了安全着想，无论醉酒者处于兴奋期还是昏睡期，一定要留人陪伴，以防发生意外。

二、看护昏睡期醉酒者不可忽视的事项

兴奋期无呕吐的醉酒者，会很快进入昏睡期，应尽量就医。进入急诊后配合医护人员，详细提供患者病史及醉酒过程。

医护的紧急处置结束后，置醉酒者侧卧位，看护者要时刻陪在患者身边，观察其呼吸是否有节律，面色、神志是否有改变，注意清理口腔呕吐物，并保持与主管医护人员的沟通。

醉酒者行动时要给予扶持，尤其是进出卫生间、上下楼梯时注意安全。若已经呕吐多次，醉酒症状好转，可平卧位卧床休息。

跋

迎湖博士是很多人的好朋友。她也是我的好朋友，还是我最好的朋友。我相信《画说急救》出版后，她会成为更多人的好朋友。我为何能这么肯定地认为她会成为更多人的好朋友呢？这跟她有慷慨的美德、无私的奉献精神还有多才多艺是分不开的。

这本《画说急救》就是她的慷慨、奉献与多才多艺的表现之一。迎湖是华南农业大学一名非常优秀的数学教师，此次跟华侨医院的付光蕾护士长一起创作《画说急救》就是一次非常了不起并出人意料（于我来说，是意料之中）的合作，这应该也是她与光蕾护士长友谊的见证。光蕾用她在急救前线的多年医学经验专业地给人们介绍了日常生活中的急救知识，迎湖用她的绘画才艺生动地展现了日常生活中的各种急救情形，既给读者以身临其境之感，也可以让读者根据图片所示采取相应的急救措施，以降低急救时没有医护人员在场的风险。

书中富有想象力又非常生动活泼的插图，让读者能在短时间内对各种急救病症有快速而直观的了解，这是迎湖在她的数学专业之外的又一突出的才艺表现。专业的医学知识对于大多数非专业人士来说是高深莫测的，正因为如此，很多人因缺乏基本的急救知识而贻误了最佳的救治时机。如果没有对于种种病症描述的插图，人们在心理上会更倾向于依赖医生而不会自己主动采取相应的措施防治或救治。我在阅读完《画说急救》之后，对于心梗及其他常见病症的一些表现，以及突发病症后应采取什么样的急救措施有了很清晰的认识。

迎湖总是慷慨地为她的朋友提供各种帮助，在日常生活中凡是跟她有交往的人莫不赞叹她的与人为善。我与迎湖也曾经有过合作，她为我的“陈醋理想”饮品店的系列产品绘过图，陈列在店内的图片给很多顾客留下了深刻的印象，还有些顾客因太喜爱而“顺走”了她的作品。《画说急救》的插图是她在肩负着繁重的教学任务之余，用画笔把深奥难懂的医学知识进行了简洁明了而不失专业的描绘，相信其他读者也会像我一样从《画说急救》中受益。

左妙芳
2017 年 11 月于华南农业大学

（左妙芳，华南农业大学教师。）

图书在版编目（CIP）数据

画说急救/付光蕾著；刘迎湖插画 .—广州：暨南大学出版社，2018.1
ISBN 978－7－5668－2236－9

Ⅰ. ①画…　Ⅱ. ①付…②刘…　Ⅲ. ①急救—图解　Ⅳ. ①R459.7－64

中国版本图书馆 CIP 数据核字（2017）第 265989 号

画说急救
HUA SHUO JIJIU
著者：付光蕾　插画：刘迎湖

出 版 人：徐义雄
策划编辑：张仲玲
责任编辑：黄　颖
责任校对：何利红
责任印制：汤慧君　周一丹

出版发行：暨南大学出版社（510630）
电　　话：总编室（8620）85221601
　　　　　营销部（8620）85225284　85228291　85228292（邮购）
传　　真：（8620）85221583（办公室）　85223774（营销部）
网　　址：http：//www.jnupress.com
排　　版：广州市天河星辰文化发展部照排中心
印　　刷：佛山市浩文彩色印刷有限公司
开　　本：850mm×1168mm　1/32
印　　张：3.625
字　　数：68 千
版　　次：2018 年 1 月第 1 版
印　　次：2018 年 1 月第 1 次
定　　价：15.00 元